ESSAI
SUR LA
DIGESTION,

Et fur les principales caufes de la vigueur,
de la durée de la vie, &c.

Par Mr. BATIGNE, *D. M. de la Faculté de*
Mompellier, de la Société Royale des Sciences
de la même Ville, Médecin des Maifons de
Charité Françoifes, & Aggregé au Collége
Supérieur de Médecine de Berlin.

A BERLIN,

Chez GEORGE JACQUES DECKER, Imp. du Roi.

MDCCLXVIII.

Differt corpus à corpore, natura à naturâ, & alimentum ab alimento; neque
enim cuivis animalium generi eadem funt
commoda aut incommoda fed alia aliis
conveniunt.   Hippocr. *Lib. de flat.*

A

MESSIEURS

DE

L'ACADÉMIE ROYALE
DES SCIENCES ET BELLES-
LETTRES DE BERLIN,

MESSIEURS,

Vous m'avez permis de faire paroitre sous vos auspices le petit ouvrage que j'ai l'honneur de vous présenter. Daignez, MES-SIEURS, le recevoir avec bonté

* 2

comme un hommage sincere, & comme une preuve du desir que j'ai de me rendre utile. Je serai au comble de mes vœux, si j'ai rempli mon but & mérité par là vos suffrages, qui sont pour tout homme de lettres une des plus flatteuses récompenses qu'il doive ambitionner.

Je suis avec un très - profond respect,

MESSIEURS,

A Berlin le
18 Decembre
1767.

Votre très - humble &
très-obéissant Serviteur,
BATIGNE.

AVANT-PROPOS.

LA Digestion est sans doute
une des fonctions de l'économie
animale, qui mérite le plus d'être
approfondie par la grande influen-
ce qu'elle a sur toutes les autres;
j'en ai fait pendant longtems l'objet principal de mes recherches anatomiques, soit dans l'homme soit
dans les animaux, & ce petit ouvrage est le fruit de ces différentes ob-

fervations. Je ne me fuis point bor-
né à la feule anatomie ; j'ai emprunté
les fecours des autres parties de la
phyfique, pour mieux développer
cette matiere intéreffante ; j'ai puifé
dans les meilleures fources, & j'ai
payé avec fatisfaction aux grands
hommes qui m'ont fervi de guides,
le jufte rribut de ma reconnoiffan-
ce ; en un mot j'ai fait en forte, autant qu'il m'a été poffible, de préfenter fous un point de vuë favo-
rable tout ce qui m'a paru propre
à étendre ou à rectifier nos idées
fur la Digeftion & fur fes effets ;
mais on jugera aifément par la lecture de cet effai que quoique j'aye

ajouté à ce qui avoit été dit fur ce fujet, il reftera toujours beaucoup à dire. Voici le plan que j'ai fuivi.

Je parle d'abord des progrès rapides qu'on a faits dans l'étude de l'hiftoire naturelle, dès qu'elle a été cultivée par des hommes de génie, amis du vrai, qui ont connu le grand art d'obferver, & l'art encore plus utile de favoir tirer parti de leurs obfervations.

Je confidére enfuite la Digeftion en général; je parle de la variété des fucs digeftifs & de l'extrême difficulté d'apprécier leur action fur les alimens: je parcours rapidement les divers fyftemes fur la Digeſtion, & je m'en tiens à celui qui regarde le chyle comme une vraie extraction, &c.

J'examine après cela la Digeſtion en particulier tant dans l'homme que dans les animaux; je les rapporte à quatre claſſes principales ſelon l'ordre naturel & invariable que préſentent leurs organes digeſtifs toujours proportionnés à la différente qualité de leur nourriture; je fais obſerver qu'il y a des gradations inſenſibles dans la force de ces organes, qui ne ſauroient être juſtement évaluées.

La premiere claſſe renferme l'homme & tous les animaux qui,

ayant la faculté de mâcher, n'ont qu'
un feul eftomac affez mince, qu'on
défigne fous le nom de membrano-
mufculeux. Je remarque que la ftructure de nos organes digeftifs nous
permet d'être *omnivores*, c'eft à dire, de pouvoir manger de tout;
j'examine ce que ces organes ont de
commun avec ceux des animaux,
ce qu'ils offrent de particulier, &
je vois que la Nature toujours attentive aux befoins de chaque individu, compenfe d'un côté ce qui
paroît manquer de l'autre, &
qu'elle eft d'une richeffe infinie
dans l'emploi de fes différens
moyens.

Dans la feconde claffe il s'agit de la digeftion des ruminans, je parle du méchanifme de la rumination, de fes effets, &c. je rapporte à cette claffe les infectes qui fe nourriffent d'herbes ou de racines, & dont l'e-ftomac eft divifé en plufieurs peti-tes cavités.

La troifieme claffe contient les oi-feaux de proye, qui fe nourriffent or-dinairement de viande, & font ap-pellés pour cette raifon *carnivores*, ou *pifcivores* s'ils ne vivent que de poiffons : elle comprend auffi le plus grand nombre des Serpens, plufieurs amphibies & prefque tous les poif-fons ; ces divers animaux font en gé-

néral privés des avantages de la maſtication ; ils ont pour la plûpart un
eſtomac membrano - muſculeux, &
pluſieurs ont un vrai géſier comme
celui de la Poule ; j'examine la digeſtion de ces différens animaux, & je
finis par quelques conſidérations ſur
celle du Polype.

La quatrieme & derniere claſſe regarde les oiſeaux *granivores*, c'eſt à
dire vivans principalement de graines, dont l'eſtomac fort & muſculeux porte le nom de géſier ; je montre comment cette claſſe ſe trouve
confondue avec la précédente ; je
parcours la digeſtion des granivores
en général, & de quelques - uns en

particulier ; & je conclus que le géfier eſt un organe digeſtif bien avantageux, puiſqu'aucun aliment ne
peut ſe fouſtraire à ſon action.

Je hazarde enſuite mes réflexions
touchant les expériences du célébre
Réaumur ſur la digeſtion des animaux ; & propoſant mes doutes
avec la déférence que mérite ce
grand Naturaliſte, je dis que pour
bien juger de la force des organes
& de celle des ſucs digeſtifs, il faut
conſidérer l'enſemble de ces divers
agens, &c.

· Après avoir achevé mes recherches particulieres ſur la Digeſtion,
je tâche de déterminer le genre de

AVANT-PROPOS.

vie qui paroît nous convenir le mieux; je confidére les effets de la différente nourriture dans l'homme & dans les animaux, & j'indique jufqu'à quel point elle peut contribuer à la férocité, au courage, à la vigueur, à la voracité & à la durée de la vie. Tous ces différens articles font traités féparément & avec plus ou moins d'étendue; le titre d'effai que j'ai donné à cet ouvrage ne permettoit pas un grand détail; j'ai été même plus loin que je n'avois d'abord préfumé; mais on verra que j'ai fait tout mon poffible pour préfenter en racourci fur chaque matiere des obfervations fures, & des regles

prises dans le sein même de la Nature; c'est elle que je consulte, soit
pour expliquer divers phénoménes
de l'économie animale, soit pour
marquer les attentions singulieres
qu'exige la diversité de sexe, d'âge,
de tempérament; & c'est à ses sages leçons que je renvoye l'homme, afin que connoissant toutes les
ressources de son être, il trouve le
vrai secret d'entretenir longtems sa
vigueur.

SUR

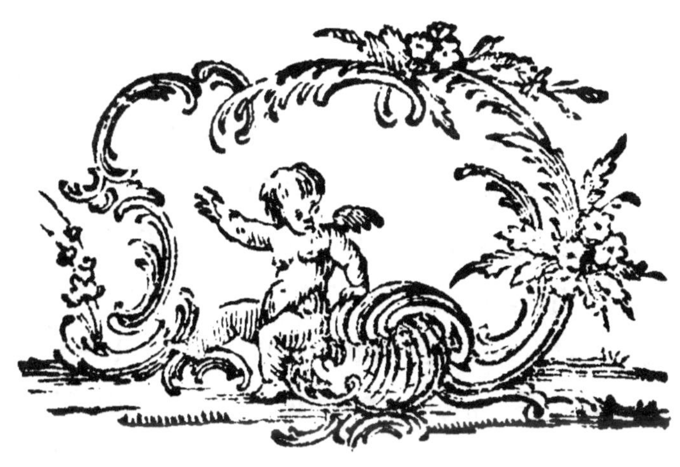

SUR LA DIGESTION

DE L'HOMME

ET CELLE DES ANIMAUX.

L'Etude de l'Histoire naturelle a été cultivée presque dans tous les tems. Les hommes ont toujours vû avec surprise les ressources sûres & fécondes, dont la Nature se sert pour arriver à son but; ils l'ont suivie dans ses opé-

rations, & essayant par des expériences
exactes & pénibles, de dévoiler les secrets
ressorts qu'elle met en œuvre, ils ont observé qu'il y a des regles invariables dont
elle ne s'écarte que rarement; mais que ri-
che dans ses moyens, elle remplit souvent
une même vuë par plusieurs voyes différentes. Le fruit de ces utiles recherches a été
de faire disparoître l'idée du merveilleux
qu'avoit enfantée l'ignorance, & que le préjugé avoit soutenue. Dès-lors les connoissances n'ont plus été arbitraires; on
n'a point adopté la plûpart des rêveries des
anciens, ni le témoignage suspect des voyageurs peu instruits & crédules. Les Naturalistes, devenus plus scrupuleux à mesure
qu'ils ont été plus éclairés, n'ont affirmé
que ce qu'ils avoient bien vû, & ce qu'ils
offroient de faire voir à tout le monde.
C'est ainsi qu'en moins de deux cens ans
l'Histoire naturelle tirée d'un cahos infor-
me, est parvenue à un degré d'ordre & de

clarté qu'un nombre confidérable de fiécles n'avoit pû lui donner. Qu'on parcoure, pour s'en convaincre, les faftes des Académies de l'Europe, & les ouvrages particuliers des Naturaliftes modernes; on y verra les travaux précieux des illuftres Perrault, Duverney, Sloane, Catesby, Klein, Duvernoi, Eller, Réaumur, Gleditfch, Linnæus, Hériffant, Artedi, Haller, Buffon, Trembley, Bonnet, &c. On admirera avec ces hommes célébres l'immenfe variété des êtres qui nous environnent. On fera furpris de trouver dans les infectes les plus vils aux yeux du vulgaire, des façons particulieres d'exifter & de fe reproduire, que nous n'aurions jamais foupçonnées; on s'accoutumera à confidérer la Nature en grand, & cherchant le vrai dans fes tréfors inépuifables, on ne fe croira point inftruit fur le méchanifme de quelque organe particulier, fi l'on ne confidere cette fonction dans tous les individus qui peuvent être foumis à nos recherches. C'eſt dans cette vuë que j'ai eſſayé d'apprécier les expériences de l'infatigable Réaumur ſur la Digeſtion. En préſentant mes réflexions ſur cette matiere intéreſſante, j'ai tâché d'ajouter quelque choſe à ce qui avoit été dit, & d'ouvrir un champ plus vaſte à ceux qui voudront perfectionner un ſujet ſi fécond.

L'Anatomie comparée eſt ſans doute la branche de l'Hiſtoire naturelle qui mérite le plus nos ſoins; c'eſt elle qui nous a pluſieurs fois éclairés ſur la connoiſſance de nous-mêmes; elle nous préſente le tableau vivant de tous les êtres, & par une judicieuſe comparaiſon nous permet d'étendre nos lumieres & de les rectifier. Mais gardons-nous de croire que, pour parcourir avec fruit cette carriere immenſe, il faille toujours multiplier les obſervations microſcopiques, & nous arrêter à l'examen minutieux d'une fibrille nerveuſe, d'un vaiſſeau capillaire, ou de telle autre partie peu intéreſſante, & qui par ſon extrême fineffe fe dérobe à notre foible vue. L'expérience n'a que trop prouvé que ces prétendues belles découvertes n'ont fervi le plus fouvent qu'à établir des théories futiles, ou des fyftemes mal ordonnés qui ont retardé conftamment les progrès de la bonne Phyfique. Contentons-nous de recueillir avec foin les faits fenfibles qui peuvent feuls nous inftruire; voyons comment tel ou tel animal fe meut, pourvoit à fes befoins, fe perpetue; examinons ce qui paroit contribuer à fa vigueur; attachons-nous furtout à connoître les animaux qui ont le plus de rapport avec nous; tâchons de découvrir ce que leur organifation a de commun avec la nôtre; faififfons, s'il eft poffible, une partie des gradations que l'on entrevoit dans la marche de la Nature; & fi nous ne pouvons dévoiler les premieres caufes qui mettent en jeu tant de différens refforts, faifons en forte du moins de n'en pas méconnoître les effets qui font mis à notre portée, & dont la recherche sera toujours aussi satisfaisante qu'utile.

Nous nous proposons de considérer d'abord la Digestion dans un point de vuë général, & parcourant ensuite les divers genres des animaux connus, nous essayerons, pour garder un certain ordre, de leur assigner des classes particulieres, selon la nature de leurs organes digestifs, & celle des alimens dont ils se nourrissent; nous entremêlerons quelques réflexions; nous tirerons des conséquences des faits qui seront bien constatés, & nous hazarderons quelques conjectures sur les points encore douteux, mais qu'il seroit essentiel de connoître.

La Digestion, ou pour parler exactement, le résultat de la digestion, le chyle, est une vraie extraction de ce qui peut être dissout dans les alimens par des liqueurs aqueuses & savonneuses. Le *mucus* végétal & la gelée animale exigeoient les premiers dissolvans, les parties grasses & huileuses demandoicnt les feconds; mais quoique la partie muqueufe des plantes & la gelée des animaux foient les fubftances qui paroiffent être les plus nutritives, il ne faut pas regarder comme inutiles à l'économie animale, le principe aromatique des végétaux, leurs fubftances.falines, favonneufes, leurs acides très-déliés, & plufieurs autres principes très-actifs, qui par leur fubtilité éludent toute analyfe chymique. Toutes ces parties des végétaux ne fe changent pas auffi facilement que le mucilage, en notre propre fubftance; fi elles prédominent même trop, elles ne fauroient être affimilées; mais elles fervent comme de correctif à la lenteur du mucilage; elles contribuent à l'atténuer, & favorifent l'ofcillation des vaiffeaux en agiffant fur les nerfs. C'eft à la combinaifon de ces parties avec le mucilage, que nous devons la bonté & l'utilité des fruits, le goût agréable des mets les plus délicieux; fi le mucilage faifoit notre feule nourriture, nous aurions fans doute bien à craindre que la digeftion ne devînt languiffante, & ne donnât bientôt lieu à cette dépravation décrite par Boerhaave fous le nom de *glutinofum fpontaneum*.

Ainfi ne donnons point aux feules fub-ftances muqueufes & gélatineufes l'entier privilege de réparer nos pertes; d'ailleurs fi le fel microcofmique découvert par l'illu-ftre Mr. Marggraf, eft propre au genre ani-mal, comme le nitre paroît l'être au végé-tal, il doit jouer fans doute un grand rôle dans l'économie animale. Lémery avoit déjà prétendu démontrer en 1719, que le fel des animaux étoit un fel ammoniacal. On fait que la chair des vieux animaux nous fournit une nourriture plus forte, & plus propre à ranimer la circulation: que le lait, déjà un peu animalifé, nourrit plus que les végétaux, & que parmi ceux-ci les plantes, dont le *mucus* approche le plus de la gelée animale, telles que les raves, les

navets, font des plus nourriſſantes ; la viande des jeunes animaux, pluſieurs autres
plantes contiennent bien plus de gelée ou
de mucilage, mais ces parties nutritives
ſont moins atténuées &, pour mieux dire,
moins animaliſées, & elles renferment ſans
doute moins de ſel microcosmique.

Il eſt bien difficile, pour ne pas dire im-
poſſible, d'apprécier l'action des liqueurs digeſtives ſur les alimens, ſurtout lorſqu'on
la ſépare de l'énergie des inſtrumens propres à les atténuer ; nous parlerons de cette
matiere, en citant les expériences de Mr.
de Réaumur.

Dans l'homme ſeul la variété des ſucs digeſtifs paroît être infinie. Quelle étonnante
diverſité dans les goûts, & dans l'impreſſion
que les mêmes mets font ſur différens eſtomacs ! Ce n'eſt pas qu'on ne doive admettre
pour cela le plus ou le moins de ſenſibilité
dans le ſyſteme nerveux, la force de l'imagination, de l'habitude, &c ; mais la variété

des liqueurs qui pénétrent, diffolvent les alimens, & les mettent par là en état de faire
impreffion fur les nerfs, doit y entrer pour
beaucoup. Une perfonne qui aura naturellement la falive moins infipide qu'une autre,
trouvera fade ce que celle-ci trouvera falé.

Boerhaave cite un homme qui étoit attaqué d'épilepfie toutes les fois qu'il mangeoit
des lentilles; & Fabrice de Hilden parle d'un
garçon de fix ans, qui, quoique parfaitement rétabli d'une longue maladie, ne pouvoit voir ni entendre parler de pain fans
tomber en fyncope. Il feroit aifé de rapporter un grand nombre de pareils exemples.

La qualité des fucs digeftifs eft encore
différente, même dans l'état fain, fuivant
l'âge, la faifon, & le changement de conftitution; on mange avec plaifir & fans inconvénient dans un tems ce qu'on n'auroit
pû fouffrir dans un autre, & *vice verfâ*.

Si l'on examine la nature de ces fucs, on
verra qu'ils approchent tous, plus ou moins,

de la nature favonneufe; la falive, les liqueurs des narines, du pharynx, de l'éfophage, de l'eftomac, du pancréas, des inteftins, femblent ne différer entr'elles que
par la quantité de fel, de lymphe animale,
& de *mucus* qu'elles contiennent, délayés
dans une eau plus ou moins abondante. Il
eft à fouhaiter qu'on détermine avec plus
de foin la différence de ces humeurs digeftives. La Bile eft furtout regardée comme la
liqueur la plus favonneufe; on favoit qu'elle
étoit en grande partie huileufe, & l'on
avoit foupçonné qu'elle avoit pour bafe une
terre calcaire: diftillée au bain marie, elle
donne une eau qui a l'odeur de musc, &
l'on a penfé que cette eau communique fon
odeur à la fiente de bœuf. Mr. Cadet,
Apoticaire de Paris prétend dans un mémoire lû à l'Académie de Paris en 1767,
& dont on a parlé dans les papiers publics,
que la bile eft un favon animal, compofé
de graiffe animale, de la bafe du fel marin,

du sel marin lui-même, d'un sel tel que le sucre de lait, & d'une terre calcaire qui contient du fer.

Les sentimens sur le méchanisme de la digestion ont été bien différens depuis Hippocrate. Ce grand homme avoit cru que la digestion étoit opérée dans notre estomac par coction, à peu près comme la viande est cuite dans un pot. Bientôt après lui, on admit la putréfaction; on eut recours ensuite à la trituration; enfin Vanhelmont & plusieurs autres ont admis des fermens acides pour opérer la dissolution des alimens. La plûpart de ces systemes ont été renouvellés par les modernes avec certaines modifications; mais le plus reçu aujourd'hui, & le plus vraisemblable, paroît être celui qui n'admettant ni acide ni alkali dans les sucs digestifs, mais les regardant comme aqueux & savonneux, sans exclure la portion de lymphe animale qu'ils contiennent, assure que le chyme n'est dans l'estomac que l'ex-

trait ou diffolution imparfaite des alimens,
& que cette liqueur grifâtre, portée dans le
duodenum, y eft diffoute plus efficacement
par l'énergie de la bile mêlée au fuc pancréatique, qui en fait un extrait plus ho-
mogene, plus atténué, & par conféquent
plus blanc, connu fous le nom de chyle;
en un mot, c'eft la bile qui mêle plus intimement la partie muqueufe des alimens
avec la portion huileufe qui doit fournir la
graiffe, & avec les liqueurs onctueufes propres à donner de l'embonpoint, & à entretenir la foupleffe des parties. Il ne faut
pas cependant s'imaginer que la couleur
blanche foit effentielle au chyle; la partie
colorante de certains alimens fe fouftrait
quelquefois aux forces digeftives; le chyle
des herbivores eft quelquefois verd; leurs
excrémens font auffi différemment colorés,
felon la nourriture; les chapons & autres
granivores engraiffés avec du gros millet,
ont la chair prefque toute jaunâtre; le chy-

me du chardonneret a une couleur noirâtre, comme son suc gastrique. Notre chyle seroit peut-être rouge, si nous ne mangions que des bêtes raves: les animaux nourris avec la garance, doivent le conserver tel, pour que leurs os soient colorés en rouge.

Si l'on veut se servir du flambeau de la Chymie pour expliquer la digestion, on s'appercevra qu'il est difficile de porter un jugement solide sur toutes les causes de cette fonction naturelle. Nous ignorons la véritable nature du suc gastrique & du suc intestinal, bien différens, selon certains Auteurs, de la mucosité glaireuse qui enduit les premieres voyes, propre seulement à garantir le velouté, mais trop grossiere pour entrer dans la composition du chyle. Nous ne connoissons point toutes les propriétés des végétaux qui servent à notre nourriture: leurs différentes parties contiennent souvent des sucs entierement opposés; les racines, par exemple, des bêtes blanches, selon le savant Mr. Marggraf, contiennent du sucre, tandis que leur herbe renferme une espece de tartre; une même plante est souvent nutritive, médicamenteuse, ou devient un poison, selon qu' elle est plus ou moins formée. Il y a encore des différences produites par la saison, le climat, la culture, la qualité du terrein, qu'il est bien difficile d'assigner; il y en a aussi par rapport à l'habitude, au temperament & à la disposition actuelle du sujet, qui ne sauroient être déterminées. C'est pour cela qu'une plante médicamenteuse sert quelquefois de nourriture, que tantôt une plante alimenteuse se change en véritable médicament, & que plusieurs poisons végétaux pris d'abord à petite dose, deviennent insensiblement d'excellens remedes. On avoit cru autrefois pouvoir rendre raison de tout par la différence des sels, & des huiles que l'on retiroit des plantes, & que l'on supposoit y exister à peu près de la mê-

me maniere; aujourd'hui on a recours à la
diverſité des extraits, & quelques Auteurs
modernes oſent aſſurer que telle plante n'a-
git que par ſon extrait réſineux ou gommeux, ou par la combinaiſon de l'un &
de l'autre. Cette nouvelle façon d'analy-
ſer eſt plus ſure que l'autre, mais elle ne
ſatisfait point à tous égards; on vient à bout
d'épuiſer preſqu'entierement, par des déco-
ctions réitérées dans l'eau ſimple, la vertu de
certaines plantes, dont on avoit penſé que
toutes les propriétés réſidoient dans l'extrait
réſineux; & l'on en fait autant par l'eſprit
de vin, de pluſieurs autres dont l'action
avoit d'abord paru ne dépendre que de
l'extrait gommeux; on dit à cela que la
partie gommeuſe diſſoute par l'eau, ſert d'in-
termede pour attaquer la partie réſineuſe,
ou pour mieux dire on avoue qu'il y a encore bien des recherches à faire ſur la nature
des extraits végétaux, ce qui fait qu'on ne
prononce plus ſi hardiment ſur la vertu de

tel

tel principe par exclusion à tout autre, & qu'on en revient, pour mieux s'assurer de l'efficacité de plusieurs plantes, à la sage combinaison que la Nature fait elle - même ; en effet quand on a besoin d'un remede héroïque, pourquoi ne pas le donner dans toute sa force, au lieu d'en changer ou détruire les propriétés, dans le dessein de les corriger ; un médicament n'est jamais nuisible, lorsqu'étant bien indiqué, il est administré à propos & avec ménagement. Tout cela prouve, combien nous avons besoin d'étendre nos connoissances sur le régne végétal, avant de pouvoir assurer qu'elle est constamment la partie médicamenteuse ou nutritive des plantes, &c. poursuivons.

On ne peut soumettre à l'analyse les principes des plantes qui paroissent avoir le plus d'activité ; on n'a pû s'assurer encore des propriétés de l'esprit recteur, ni examiner l'alkali volatil qui constitue l'odeur pénétrante de l'ail, des oignons, &c. & cepen-

dant ces dernieres fubftances réfiftent à l'a-
ction des forces vitales; les payfans qui mangent beaucoup d'ail, exhalent cette odeur
par la transpiration. Il faut donc avouer
que nous ignorons les principes, qui dans
les végétaux fervent peut-être à exciter le
plus vîte nos forces, & qui, fans fuivre la
route du chyle, font portés dans le torrent
de la circulation par les vaiffeaux abforbans
des premieres voyes. Ne favons-nous pas
que l'air fubtil qui fait la principale vertu
de plufieurs eaux minérales acidules eft in-
coërcible? n'en eft-il pas de même de la fubftance fétide fuffocante des matieres putré-
fiées. Nous ne fommes pas mieux inftruits
fur la ftructure intime des animaux qui
nous fervent de nourriture. Nous ignorons la nature des parties volatiles propres
à chaque efpece d'animal, & même à chaque individu en particulier, parceque le
principe qui dans les animaux change la
même nourriture en des fubftances fi diffé-

rentes nous eſt entiérement caché. Les di-
verſités du climat & du genre de vie ne peuvent point ſervir à expliquer toutes ces variétés ; il faudroit pouvoir pénétrer plus intimement dans les ſecrets de la Nature, afin
de reconnoître quelle eſt cette organiſation
particuliere qui caractériſe chaque eſpece
d'animal, & qui pendant toute ſa vie opere
dans la nourriture le changement propre à
maintenir cette différence. On ne ſait point
encore parfaitement ce qui ſert à former le
ſel animal ou microcosmique. Tous les
chymiſtes ne ſont point d'accord ſur l'acide
que le célébre Mr. Pott dit exiſter dans les
parties des animaux, & le fer dont on
tire aujourd'hui un ſi grand parti, pour
expliquer les phénomenes de l'économie
animale les plus cachés, ne paroît point,
ſelon quelques perſonnes qui ne s'en
thouſiasment point des découvertes nouvelles, être en état de produire des effets
ſi variés, puiſque le fer n'eſt contenu com-

me fer, ni dans les plantes ni dans les animaux, &c. &c.

La nature de l'air ſi eſſentiel à notre exiſtence, nous eſt-elle connuë? Selon le docte Eller, Tom. XIII. des Mémoires de Berlin, l'air eſt un vrai cahos qui raſſemble également dans ſon ſein toutes les productions, auſſi-bien que toutes les deſtructions de la Nature. Il eſt vrai-ſemblable, ajoute-t-il, qu'il contient une ſource intariſſable de la matiere ſpermatique univerſelle, & qu'il renferme une nourriture qui ſoutient la vie des animaux & des plantes. Quoiqu'il en ſoit de ce ſyſteme ingénieux, il faut convenir que nous n'avons point des idées préciſes ſur la nature & les propriétés de l'air iſolé, ſi différent de celui qui eſt en maſſe. Le ſavant Boerhaave n'a point ſaiſi cette différence; une particule ſolitaire d'air n'eſt plus élaſtique; l'air ainſi ſéparé ſert à former en grande partie les corps les plus ſolides, & cependant cet air iſolé, dénaturé, reprend toutes ses propriétés, si on le dégage des entraves qui le tenoient fixé. On regarde l'air comme le lien qui unit les parties alimentaires à nos solides; les corps les plus durs ont une plus grande quantité d'air, parcequ'ils ont plus de matiere qui unit; mais la maniere dont se fait cette union, est entiérement cachée, & nous ignorons les changemens que souffre l'air renfermé dans les alimens, pour pouvoir s'identifier avec nos solides, ou circuler avec nos humeurs. La nature du fluide nerveux, de ce fluide si essentiel à notre existence, n'est pas mieux développée que celle de l'air: on le croit très-leger; on le compare à la matiere électrique; mais il n'en a point les propriétés, & peut-être ce liquide animal est-il fort pesant; la semence du moins, qu'on dit être très-analogue aux esprits animaux, est la plus pesante de nos liqueurs; il est à présumer que le fluide nerveux doit être réparé par les alimens; mais

quelles font les parties qui le fourniffent?
vient-il des animaux, des végétaux? eft-il
une humeur récrémentielle? s'échappe-t-il
quelquefois par la transpiration? ce liquide
fert-il à fpécifier chaque individu, en for-
mant la diverfité des tempéramens, ou les
différens degrez d'irritabilité & de fenfibilité? Boerhaave n'a-t-il pas dit que chaque
individu a une efpece d'efprit volatil qui le
caractérife? &c. Si nous ne pouvons répondre à des queftions auffi intéreffantes, &
qui donnent cependant matiere à tant de
raifonnemens, tenons-nous-en aux feuls
faits fenfibles.

En parcourant les autres élémens des
corps, nous ferons encore obligés d'avouer
notre infuffifance, du moins à certains
égards. Le feu, dit le célébre Eller T. II.
des Mémoires de Berlin, eft le feul élément
actif; & l'eau le feul élément paffif, qui
nous fournit l'air par l'action du feu qui la
met en mouvement, & qui renferme la ter-

re qu'elle produit, en frottant les corps qui tirent leur accroiſſement de cet élément.

D'autres ont ſoupçonné que l'eau, par le moyen de la chaleur, ſe convertiſſoit en air; que celui-ci redevenoit eau, lorſque la chaleur qui le tenoit diviſé étoit moins conſidérable; que l'eau fourniſſoit encore la terre, & que le feu étoit lui-même produit par l'air extrêmement raréfié: ils ajoutent que la matiere premiere, unique dans ſon principe, & répanduë dans l'eſpace de l'univers, n'a formé toute la maſſe des élémens que par la différente détermination qui fit mouvoir le cahos, & que dans la ſuite des ſiécles ces élémens n'ont dû leur perpétuité qu'à la tranſmutation continuelle qui ſe fait en eux, par un effet de ce premier mouvement toujours ſoutenu & toujours varié.

On a dit encore que l'eau étoit le principe univerſel de tous les corps: en effet l'eau renferme le feu, l'air & la terre; c'eſt au feu qu'elle doit sa fluidité ; par la chaleur elle laisse raréfier l'air dont elle est chargée ; elle se répand avec lui en vapeurs, & si le degré de chaleur est excessif, elle se convertit entiérement en air ; enfin on retire la terre des eaux les plus pures, & par le broyement on change l'eau en terre, du moins en partie, le reste de ce liquide s'évaporant pendant la trituration.

Je demande seulement qu'on me dise comment cette transmutation des élémens peut avoir lieu, si on regarde ces molécules premieres comme des corpuscules simples, & par conséquent inaltérables. Il vaut donc mieux chercher à étendre nos connoissances par les expériences réitérées, que par des raisonnemens qui ne peuvent être appuyés sur une suite de faits. La congélation du mercure, les phénomenes de l'électricité prouvent combien la saine physique peut nous instruire sur les effets sensibles que produit dans les corps le mouvement ralenti ou accéléré. Les grandes & belles découvertes de la chymie pratique, ont fervi à perfectionner la médecine, ainfi que tous les arts utiles; la chymie fpéculative au contraire a retardé pendant plufieurs fiécles les progrès de notre art. Ce fera toujours un grand mal que de vouloir tout expliquer dans l'économie animale, quand on ne fera pas mieux inftruit du principe de fes mouvemens; la chymie nous apprendra que le chyle eft une extraction ou diffolution imparfaite: que les menftruës aqueux diffolvent les fels, les gommes, & ne touchent point à l'huile, &c. mais elle ne fauroit nous prouver pourquoi la chofe fe fait ainfi; les raifonnemens déduits de l'adhéfion, de l'attraction, de l'affinité, feront toujours pour nous des caufes occultes, tant qu'on ne défignera pas le principe qui établit ces loix conftantes d'affinité.

Si l'on renouvelle les fyftemes de putréfaction & de fermentation, pour expliquer

les changemens qui arrivent au bol alimentaire, il paroît difficile de répondre à bien
des difficultés qu'on oppose à ces opinions.
Selon les expériences de Mr. Pringle, la salive saine retarde la putréfaction & la fermentation; la bile hâte & augmente la fermentation; le vin, la biere, les amers végétaux arrêtent la putréfaction & la fermentation; le sucre est anti-septique; les sels
alkalis volatils, mêlés avec la chair, en re-
tardent la putréfaction, & les sels de tartre,
d'absynthe, la myrrhe, le kina, la camo-
mille, s'y opposent aussi puissamment; la
viande mêlée avec des farineux excite la fermentation acide, &c.

On voit d'après ces expériences, que la salive, les meilleurs stomachiques, la plûpart
des alimens & des boissons empêcheroient
la digestion, si elle s'opéroit par la fermentation putride ou acide; qu'il est surprenant que la bile qui hâte seule la fermentation, ne soit pas constamment versée dans

l'eſtomac, ſi elle doit y produire cet effet; comment d'ailleurs ſuppoſer la fermentation, qui exige du repos & de la tranquilité, dans ces artiſans robuſtes qui courent, agiſſent immédiatement après le repas. Du reſte il ne faut pas juger, par les rapports acides ou nidoreux que l'on rend, ſuivant la qualité des alimens, dans les digeſtions imparfaites, de ce qui ſe paſſe dans l'état ſain; on n'éprouve aucun de ces rapports, quand on n'a point ſurchargé ſon eſtomac d'une trop grande quantité d'alimens, ou trop variés, & quand cet organe eſt vigoureux; le chyle bien conditionné n'offre rien qui reſſente la dégénération putride; elle ne regarde que les excrémens. Il eſt donc plus ſimple de conſidérer la digeſtion comme une fonction naturelle, pour laquelle la trituration dans la bouche ou dans l'eſtomac eſt plus ou moins néceſſaire, ainſi que nous le dirons plus ſpécialement en parlant de divers animaux; fonction qui exige le mélange de

différentes liqueurs aqueuses, lymphatiques,
mais furtout favonneufes, pour que les alimens foient pénétrés, divifés, liquéfiés;
en un mot, pour qu'il fe faffe une véritable
extraction: un certain degré de chaleur paroît aider l'énergie des fucs digeftifs, & le
ramoliffement de la pâte alimentaire; mais
une chaleur forte, & telle qu'il la faut pour
la fermentation, rend dans l'homme la digeftion fougueufe, procure des rapports; on
fent pour lors que la digeftion eft un travail, au lieu que dans les perfonnes bien
conftituées & qui vivent avec fobriété, la
digeftion fe fait fi tranquillement qu'elles
ne s'en apperçoivent pas; quand on n'ad-
met qu'une fimple extraction pour former le
chyle, on comprend avec plus de facilité
comment dans l'état fain la digeftion fe fait
fi paifiblement; pourquoi elle n'eft pas notablement dérangée dans les gens robuftes,
lors-même qu'ils s'exercent violemment
après les repas. Le mouvement alternatif

des agens de la respiration & celui de l'éstomac favorisent encore l'action des sucs digestifs ; car il faut éviter, ce me semble, les deux extrêmes, & ne pas regarder cet organe comme absolument passif, ou lui accorder une force excessive ; nous reprendrons encore cette matiere, en parlant de la digestion des animaux carnivores. Il suffira de remarquer ici pour ce qui regarde l'homme, que la perfection de la digestion paroît dépendre de l'équilibre exact qui doit se trouver entre le ressort des principaux organes, & celui de l'estomac ; c'est pour cela qu'un poitrinaire digere mal, qu'un homme qui médite trop, ou se livre à quelque passion violente, surtout dans des tems peu éloignés de la digestion, se trouve dans le même cas ; cela arrive encore à une personne qui mange outre mesure, ou se nourrit d'alimens fort durs, qui fait trop ou trop peu d'exercice, qui s'affoiblit par l'abus des plaisirs, car l'estomac comme très-nerveux,

eſt un des premiers à ſe reſſentir des im-
preſſions portées ſur le ſyſteme des nerfs.
On voit aiſément que le mouvement uniforme des liqueurs, & l'action réciproque des
ſolides ſont troublés dans toutes ces circonſtances, & que l'eſtomac aura beaucoup à
ſouffrir dans ſes fonctions, qui dépendent
de l'intégrité de preſque toutes les autres.
La nature du climat contribue encore ſenſiblement à la perfection de la digeſtion;
dans les Pays chauds, ſurtout en été, on
digere aſſez mal, quoiqu'on mange moins
& qu'on prenne des alimens plus legers
que dans les pays froids. L'eſtomac des
habitans du Nord eſt naturellement plus
vigoureux, ainſi que tous leurs autres organes; le froid entretient la force de leurs
fibres, & ils ſont très-peu énervés par la
tranſpiration; les ſucs digeſtifs ſont par là
plus abondans; on ſait qu'en hiver le ventre eſt plus libre, l'urine coule en plus
grande quantité, & ce tems eſt le plus fa-

vorable pour la digestion. Ajoutons encore que les peuples du Nord sont moins agi-
tés par les passions tumultueuses de l'ame,
que les habitans du Midi, ou que la force
de leur tempérament en rend les effets
moins nuisibles.

La Digestion considérée sous un point de
vue général, offre le même produit, comme
nous l'avons déjà remarqué; le chyle qui
en résulte, est toujours dans l'état sain une
liqueur ordinairement blanche, douce, qui
s'aigrit facilement, &c; mais ce qui sert à
former ce chyle, présente plusieurs variétés,
tant du côté de la qualité des alimens, que
par rapport aux instrumens propres à la
mastication, à la différente structure de l'é-
sophage, de l'estomac, des intestins, &c.
C'est d'après ces idées que nous essayerons
de rapporter à certaines classes la digestion
de la plûpart des animaux; mais nous faisons observer qu'il y a des façons de digérer particulieres, qui s'écartent un peu des

loix générales qui feront affignées; on ne fauroit déterminer au jufte toutes les gradations infenfibles que préfente le tiffu des organes digeftifs dans les divers animaux; que feroit-ce fi l'on étoit obligé d'apprécier le degré d'énergie de chaque liqueur qui fert à la digeftion?

Voici l'ordre que nous nous fommes propofés de fuivre pour remplir le plan indiqué.

Première Classe. Les animaux qui fe trouvant pourvus des inftrumens les plus propres à la mafticatíon, peuvent fe nourrir de toutes fortes d'alimens, & font appellés pour cette raifon *omnivores*, ont pour la plûpart un feul eftomac qu'on a regardé comme membraneux.

Cette Claffe eft très-étendue, elle renferme l'homme, elle contient les animaux carnaffiers, plufieurs *herbivores* & *frugivores*, tels que le cheval, le lapin, l'écureuil, &c. J'ai trouvé dans ces deux derniers l'eftomac bien plus membraneux que dans l'homme;

celui

celui de la taupe qui se nourrit en grande partie de vers m'a paru d'un tissu encore plus délicat.

Il est bon d'observer que les animaux qui peuvent mâcher, quoiqu'un peu moins imparfaitement que l'homme, & qui se nourrissent d'herbes, de graines, ou de fruits, ne ruminent point; mais n'ayant qu'un seul estomac, ils ont en revanche le cœcum & le colon d'une grande capacité; l'estomac du cheval est par proportion plus petit que celui de l'homme, mais il est plus vigoureux & approche un peu de la structure du gesier. Le lapin n'a point de dents canines, il est cependant pourvu de molaires & d'incisives, dont les deux supérieures sont très-solides; son estomac est fort mince, comme divisé en deux portions, tapissé intérieurement d'une abondante mucosité, le pylore est fort étroit, & cet animal mâche si longtems, que quelques Naturalistes l'ont rangé parmi les ruminans: ces différences femblent placer ces animaux entre l'homme & les ruminans, puifqu'ils diffèrent de l'un & des autres par la multiplicité, & la grandeur des boyaux, qui font par proportion plus confidérables que dans les ruminans, par les différens degrés de force & de capacité de l'eftomac, &c; les ruminans paroiffent cependant avoir leurs quatre eftomacs plus avantageufement placés pour l'élaboration du bol alimentaire, que ne font les dilatations inteftinales du cheval trop éloignées, ce femble de l'eftomac; il eft du moins affuré que le lait des ruminans a plus de confiftance, & eft bien plus nourriffant que celui de jument & d'aneffe; la qualité du lait paroît être proportionnée à la quantité de la matiere nutritive que contiennent les animaux. Hippocrate dit à ce fujet: *quorum animalium lac tenue eft, fimiliter & fanguis & carnes.*

Comme cette Claffe eft la plus intéreffante pour nous, il m'a paru convenable de la traiter avec plus de détail, afin de pouvoir rapporter à l'homme les connoiſſances que nous fournira l'examen des organes digeſtifs de divers animaux.

On peut dire de l'homme en général, que par la ſtructure de ſes quatre dents canines, il a en partie l'avantage des animaux carnaſſiers, & que par les inciſives & les molaires, il joüit du privilége de pouvoir manger de tout; il a l'eſtomac comme les carnivores, & une partie des gros boyaux comme la plûpart des herbivores. Nous verrons cela plus en détail.

L'homme ayant la faculté de diviſer à ſon gré la nourriture qu'il prend, de la proportionner à l'ouverture de ſa bouche, de la mâcher, de l'avaler plus commodément, ou de la rendre plus aiſée à digérer par quelque préparation antérieure, n'avoir pas beſoin de certains avantages accordés à un grand nombre d'oiſeaux. Nous avons ſeulement la mâchoire inférieure mobile, tan-

dis que la plûpart des oiſeaux ont le demi-
bec ſupérieur, ou mâchoire ſupérieure qui
ſe meut, tantôt par le reſſort d'une ou pluſieurs lames oſſeuſes, tantôt par une char-
niere ſimple ou compoſée; on obſerve même que pluſieurs oiſeaux qui ſont obligés
d'avaler leur proye toute entiére, tels que
les *piſcivores*, ont le demi-bec inférieur
compoſé de deux branches, qui peuvent s'é-
carter l'une de l'autre, & prêter facilement
dans les grandes dilatations, par le moyen
de deux piéces oſſeuſes taillées en biſeau, &
qui ſe recouvrent mutuellement. Qu'on liſe
à ce ſujet le curieux Mémoire de Mr. Hé-
riſſant dans le Vol. de l'Académie de Paris
année 1748.

Le bec des oiſeaux eſt encore de différente ſtructure, ſuivant le genre de vie de chaque animal; il eſt le plus ſouveut crochu,
quelquefois aigu, &c. &c. toujours très-fort
dans pluſieurs carnivores. Quelques granivores ont les côtés du bec tranchant, pour

séparer l'enveloppe de certaines graines. L'Oye, le Cygne ont le bec dentelé sur les bords, pour mieux saisir l'herbe qui doit être arrachée, &c.

Les oiseaux ont la tête plus mobile que nous en tous sens. Le Cormoran, qui est obligé de renverser beaucoup sa tête en arrière pour attraper sa proye qu'il avale avec une adresse singuliere, a un os particulier attaché au dessus du grand trou occipital, qui facilite ce renversement. Notre mâchoire supérieure, quoiqu'immobile par elle-même, peut s'écarter un peu de l'inférieure, par un mouvement commun avec le reste de la boëte osseuse, lorsque la tête se renverse en arrière.

En parcourant l'histoire des animaux, on voit avec admiration comment la Nature, toujours attentive à pourvoir à leurs différens besoins, varie ses sécours, & donne à une partie les forces ou l'industrie nécessaires pour remplacer celles qui paroissent manquer à l'autre. Le col du Caméléon, par exemple, eſt ſi court que cet animal ſemble n'en avoir point du tout, & ſa tête ne peut être fléchie preſque dans aucun ſens; mais il eſt bien dédommagé de l'inflexibilité de cette partie, par un mouvement admirable & unique dans les yeux & dans la langue. La Poule Sultane a les pieds & les jambes très-longues, tandis que le col eſt fort court, contre l'ordinaire des oiſeaux qui ont le col à proportion des jambes (*); cette poule en revanche porte aiſément ſa nourriture au bec, par le moyen du pied, & remédie par là au peu de longueur de ſon col. L'Eléphant mourroit peut-être de faim, s'il étoit obligé de ſaiſir ſa nourriture avec la bouche qui ſe trouve, pour ainſi dire, comme déplacée; mais quelle reſſource, qu'elle induſtrie, quelle commodité dans la trompe

(*) Le Cygne a cependant le col plus long que les jambes, ce qui lui eſt très-avantageux pour aller chercher ſa nourriture au fond de l'eau.

dont il est pourvu! elle lui sert à sentir tout ce qu'il prend, à le porter facilement, soit solide ou liquide, dans le fond de la bouche; & c'est avec cette même partie qu'il joue, quand il est de bonne humeur, ou qu'il est terrible s'il est courroucé.

L'Esophage differe beaucoup dans les animaux, quant à sa structure, sa longueur, sa capacité, & même eu égard à sa position. Il est essentiel de saisir ces différences, pour se former une juste idée des organes digestifs. Nous ne pouvons point cependant donner un détail anatomique minutieux de toutes ces parties; il y en a plusieurs qui sont déjà très-bien décrites par les Naturalistes modernes; on pourra consulter à ce sujet les ouvrages de ces laborieux observateurs.

Le commencement du conduit qui reçoit pans l'homme la pâte alimentaire, pour la transmettre de la bouche à l'estomac, est cette portion musculo-membraneuse connue ſous le nom de *pharynx*. On a donné à ce canal des noms très-multipliés, à raiſon de ſes différentes attaches aux portions qui l'avoiſinent; & on l'a regardé mal à propos comme un ſac muſculeux, puiſqu'à proprement parler, il ne forme par lui-même que la moitié de ce ſac; la baſe de la langue, l'os hyoïde, le larynx contribuant en grande partie à la portion antérieure de cette cavité. Pour ſe former une idée aſſez vraie du pharynx, il faut le conſidérer comme un muſcle penniforme, ou en éventail, qui par ſes attaches ſupérieures tient à l'os occipital, à l'os pierreux, à l'apophyſe ſtyloïde, au ſphénoïde, aux apophyſes ptérygoïdes, à la portion voiſine de la trompe d'Euſtache, par ſes attaches moyennes aux apophyſes geni & mylo, au voile du palais, aux côtés de la langue; & par les inférieures à l'os hyoïde, à la baſe, aux grandes & petites cornes de cet os, au cartilage thyroïde, au ligament qui unit ſes cornes avec celles de l'os hyoïde, au cricoïde, & à la glande thyroïdienne. Le pharynx forme enfin par la réunion de plusieurs fibres détachées des portions charnues inférieures le muscle éfophagien, ou le commencement de l'éfophage proprement dit. Quant à l'ufage du pharynx, il fuffit de dire ici qu'il eft élevé & dilaté par les portions fupérieures, & qu'il eft refferré fucceffivement, & abaiffé par les portions moyennes & inférieures. Qu'on life Boerhaave, Heifter, Winslou, Haller, &c, fi l'on veut être amplement inftruit fur le méchanifme de la déglutition.

L'éfophage eft d'abord placé dans l'homme directement derrière la trachée-artère, qui fe trouve membraneufe dans tout ce trajet ; il fe porte enfuite un peu à gauche, traverfe la poitrine, & fe détournant infenfiblement un peu vers le corps des vertebres, il paffe par l'ouverture du diaphragme & fe termine à l'eftomac.

Les glandes de l'éfophage font ordinairement imperceptibles; on n'en trouve qu'une ou quelquefois deux, plus fenfibles que les autres, placées vers la portion moyenne & poftérieure de ce conduit; ces glandes féparent une efpece de falive épaiffe, qui, après avoir lubréfié l'éfophage, tombe dans l'eftomac.

Ayant fait macérer l'éfophage dans l'eau pendant quelque tems, j'obferverai ce qui fuit: 1. une membrane externe qui dans la poitrine paroît être la continuation du tiffu cellulaire de la plevre. 2. Un plan de fibres longitudinales très - diftinct, mais qui eft entrecoupé, de diftance en diftance, par un autre plan de fibres plus ou moins obliques. 3. Une autre couche de fibres qui étoient comme circulaires; ces fibres font auffi très-apparentes; elles ne forment point un cercle entier; fe trouvant entrecoupées par d'autres fibres, ainfi que nous l'avons dit des longitudinales. 4. Au deffous de

ce plan orbiculaire, je vis une membrane
blanche, compofée d'un tiffu comme ligamenteux qui n'étoit pas extrêmement fort;
c'eft la tunique qu'on appelle nerveufe.
5. Un tiffu cotoneux fe préfentoit au deffous de cette derniere membrane, & c'eft
c'eft par lui qu'elle étoit unie à la derniere
tunique, qui eft la plus interne, & que
l'on peut détacher entièrement de la nerveufe, de façon qu'elle forme un tuyau
renfermé dans un autre tuyau, felon l'idée
du célébre Winslou; cette tunique cellu-
leufe fert à loger les vaiffeaux & les glandes
de l'éfophage. 6. Je découvris enfin la tunique interne qui répond à la fongueufe,
ou veloutée de l'eftomac & des inteftins;
elle differe cependant de la membrane qui
revêt l'intérieur de ces vifceres, étant comme legérement chagrinée, & percée de plufieurs petits trous, qui paroiffent être les
aboutiffans des conduits excréteurs des
glandes éfophagiennes.

L'éſophage, ne ſervant dans l'homme qu'à faciliter la deſcente du bol alimentaire, n'a point la ſtructure de celui des ruminans. Sténon a cependant vû dans quelques ſujets le plan des fibres approchant de la ſtructure ſpirale de l'éſophage de ces animaux; ce qui ne doit pas être ſurprenant, puiſqu'on ſait que les anatomiſtes ont fait mention de quelques hommes qui ruminoient, dans leſquels ils ont conſtamment trouvé l'éſophage beaucoup plus charnu & plus fort. Les papiers publics d'Angleterre ont parlé d'un homme mort à Briſtol en 1754. qui ruminoit comme les animaux herbivores; il étoit malade lorſqu'il avoit paſſé un jour ſans ruminer; il eſt dit que cet homme tenoit cette étrange ſingularité de ſon pere, qui avoit auſſi ruminé toute ſa vie, quoique moins réguliérement. L'éſophage de l'homme n'a pas la force de celui des quadrupedes carnaſſiers très-voraces; il n'eſt pas ſi dilatable que dans les oiſeaux ou autres animaux de proye, qui avalent leur nourriture sans mâcher, & n'est point placé à côté de la trachée-artère comme dans les oiseaux *piscivores*. Aristote n'avoit pas connu cette attention de la Nature à varier l'emplacement de l'éfophage, & de la trachée-artère, suivant le genre de vie de l'animal; il dit, dans son second livre sur l'histoire des animaux, que la trachée-artère & l'éfophage sont situés également dans tous les animaux qui respirent.

Notre éfophage jouit d'un mouvement successif, à peu près comme les intestins; car il ne faut pas se persuader que les alimens tombent dans l'estomac par leur propre poids, sans aucune action de la patt de l'éfophage, puisqu'il est possible d'avaler la tête en bas, & les pieds en haut. Willis ayant regardé la tunique charnue de l'éfophage comme un double plan de fibres, qui montent & descendent obliquement en s'entrecroisant, fait servir celles qui descendent à la déglutition, & assure que les autres agissent dans le vomissement, & que c'est à leur contraction irréguliere qu'on doit attribuer dans les vapeurs hystériques la sensation de cette boule, qui remonte du bas ventre jusqu'à la gorge.

Dans les quadrupedes carnivores de cette classe, qui ont l'avantage de la mastication, l'ésophage est plus charnu que dans les oiseaux carnivores; il est même plus fort que dans l'homme, & plus propre à résister à la violence dilatation que peuvent causer un os, ou un gros morceau de chair avalés goulument, & presque sans mâcher; ce qui arrive assez souvent à ces animaux. Il ne paroît cependant se faire aucune préparation digestive dans cet organe; mais comme ces animaux digerent très-vîte, les glandes ésophagiennes sont beaucoup plus nombreuses & plus apparentes que dans l'homme; elles versent dans l'estomac un suc abondant qui paroît avoir une grande activité.

Nous parlerons plus particulierement de l'éfophage des ruminans & des granivores dans la claffe de ces animaux. Paffons à la défcription de ce qui nous paroît le plus effentiel à connoître dans le refte des organes digeftifs. On fait qu'en général ces organes, pris depuis la bouche jufqu'au fondement, ont une longueur proportionnée à la qualité plus ou moins fucculente de la nourriture de chaque animal, & à l'ufage qu'il peut faire de la maftication. On a remarqué de plus, que l'eftomac eft ordinairement plus fort, à méfure qu'il eft plus petit. Ainfi l'homme a l'eftomac à proportion moins grand que les ruminans; le cheval l'a plus petit, mais plus fort que ces derniers, parcequ'il fe nourrit d'herbes & de grains; les granivores l'ont encore plus robufte, parcequ'ils ne peuvent mâcher; les animaux purement carnivores, & qui peuvent mâcher, ont à proportion l'eftomac & le refte des organes digeftifs de la plus petite étenduë; ces animaux ont surtout les boyaux fort courts, car leur estomac est assez grand, parcequ'ils sont obligés de manger quelquefois plus qu'à l'ordinaire, n'ayant pas toujours dequoi pourvoir également à leur subsistance. L'homme a aussi l'estomac assez grand, étant forcé dans certaines circonstances de ne manger que des végétaux, bien moins succulens que la viande, & dont il doit prendre par conséquent une plus grande quantité.

Les intestins sont également proportionnés à la qualité de la nourriture, & servent en partie d'estomacs accessoires à certains animaux. Les ruminans qui ont quatre estomacs ont, proportion gardée, les boyaux plus petits que l'éléphant, le cheval, le cochon, qui n'ont qu'un seul estomac. Les animaux qui ne sont que carnivores ont les intestins fort courts; les granivores les ont plus longs; l'homme, qui peut être *omnivore*, a les boyaux moins longs que les herbi-

herbivores qui n'ont qu'un feul eftomac, mais pas fi court que les animaux qui ne font que carnivores; ce qui paroît très-bien convenir à la différente qualité de fa nourriture. Un homme, qui avoit les boyaux plus courts que dans l'état naturel, étoit plus affamé, & rendoit des felles qui avoient peu de confiftance, & très-fétides; ce qu'on obferve dans les oifeaux *pifcivores* qui ont les inteftins fort courts.

Notre eftomac a la figure d'une cornemufe; furtout fi on le confidére avec la continuation de l'éfophage & du *duodenum*; divifé felon fa longueur en parties égales, on trouve le *cardia* ou extrémité de l'éfophage dans la portion fupérieure, tandis que le pylore eft prefque tout entier dans la portion inférieure. On a donné le nom de fond ou de corps, à toute la partie de l'eftomac qui fe trouve entre ces deux extrémités, & ce fond eft enfuite divifé en grande courbure ou inférieure, & en petite

courbure ou supérieure; la premiere courbure devient antérieure, & l'autre postérieure, quand l'estomac est assez rempli.
On observe encore que le fond forme deux
dilatations particulieres, dont la plus considérable est du côté gauche (quelques anatomistes lui donnent le nom de fond, &
d'autres celui de grosse extrémité) & la plus
petite du côté droit.

Il est rare que l'estomac s'écarte de cette
figure. Riolan l'a vû cependant comme séparé en deux cavités qui communiquoient
ensemble par une petite ouverture. Quelques anatomistes ont fait mention d'estomacs trouvés doubles, mais on a donné
quelquefois ce nom à des dilatations extraordinaires de l'ésophage, ou du *duodenum*,
qui avoient été prises pour un second
estomac.

Le volume de l'estomac varie selon l'âge;
il est ordinairement proportionné à la grandeur du corps; mais cette regle n'est pas

toujours fûre. Les femmes l'ont ordinairement plus petit que les hommes, afin, dit-
on, qu'il offre moins de réfiſtance dans la
groſſeſſe. Spigel &, après lui, Bartholin
prétendent que la grandeur de la bouche
fert à faire conjecturer celle de l'eſtomac;
ils diſent encore qu'il eſt plus grand qu'à
l'ordinaire, ſi l'eſpace qui eſt entre l'ombilic & le cartilage xyphoïde, a plus d'étendue que la longueur de la face ou celle de
la poitrine. Les gens voraces, les grands
buveurs, ont ordinairement l'eſtomac fort
grand, de façon qu'il devient à la longue
dans ces derniers très-mince & fort foible;
on a vu quelquefois dans ces mêmes perſonnes l'eſtomac rétréci de la moitié, mais il
étoit devenu trois fois plus épais que dans
l'état naturel. Ce viſcere perd de ſa capacité par une longue abſtinence.

Notre eſtomac eſt ſitué tranſverſalement
& obliquement dans l'hypochondre gauche
& l'épigaſtre, ſous le diaphragme & le car-

tilage xyphoïde, entre le foye & la rate,
appuyé fur le pancreas & les dernieres vertebres du dos, ayant l'épiploon au bas de
fa grande courbure, &c. Cette fituation
varie felon la différente pofition du corps,
& fuivant que l'eftomac eft plus ou moins
plein.

Il eft fort rare que l'eftomac s'étende jufqu'à l'ombilic, ou qu'il fe trouve placé dans
la poitrine fans aucune léfion du diaphragme. Riviere parle cependant d'un jeune
homme de Montpellier qui mourut à l'âge
de 24 ans, dans lequel on trouva l'eftomac
dans la cavité droite de la poitrine, à la
place du lobe droit du poumon qui manquoit naturellement. Il eft furprenant que
ce jeune homme, qui avoit été militaire,
eût pu remplir les fonctions pénibles de fon
état avec une conformation fi extraordinaire; .il étoit mort à la fuite d'un émétique
donné par quelque charlatan; le remede
avoit excité des efforts très - violens, fans

avoir cependant fait vomir; on pourroit soupçonner que l'eſtomac avoit été porté dans la poitrine par ces efforts réitérés. Bartholin fait mention d'un homme, dans lequel on trouva auſſi l'eſtomac remonté dans la poitrine après une maladie longue, qui avoit obſtrué les viſceres, & ſurtout le foye, occaſionné un vomiſſement preſque continuel, & des dérangemens très-opinâ-tres dans les digeſtions.

L'eſtomac eſt un viſcere membrano-muſ-culeux, compoſé à peu près des mêmes tuniques que l'éſophage; la premiere lui vient du péritoine & de l'épiploon; la ſeconde eſt charnuë, la troiſieme vaſculo-nerveuſe, la quatrieme forme le velouté.

La premiere tunique n'offre rien de particulier.

La ſeconde mérite plus d'attention; on n'avoit accordé anciennement à cette tunique que deux plans de fibres; Mr. Helvetius découvrit en 1718. qu'elle en avoit

trois bien diſtinĉts, & Mrs. Bertin & Haller
ont confirmé cette découverte; ils ont même décrit l'arrangement de toutes ces fibres
charnuës avec beaucoup plus de préciſion.
Mr. Bertin fait remarquer que le plan le
plus externe eſt oblique, & que ſes fibres
ſont plus fortes vers la petite courbure de
l'eſtomac; que le plan moyen eſt compoſé
de divers anneaux muſculeux, parmi leſquels les plus voiſins du pylore ſont les
plus forts, & que le troiſieme plan plus
charnu, plus ſenſible que le plan externe,
ſurtout vers la partie gauche de l'orifice ſupérieur ou *cardia*, embraſſe l'eſtomac en
forme d'écharpe. La déſcription que donne Mr. Haller, ne differe pas beaucoup de
celle - ci.

La tunique nerveuſe eſt d'un tiſſu blan-
châtre, aſſez ſerré, & comme ligamenteux;
elle a plus d'étenduë que les deux autres;
& c'eſt elle qui forme avec la tunique velou-
lée les rides qu'on voit dans l'intérieur de

l'estomac. Certains anatomistes ont appellé cette tunique vasculo-nerveuse, parcequ'ils croyoient avoir remarqué qu'un grand nombre de nerfs & de vaisseaux sanguins se distribuent à la convexité de cette membrane; d'autres ont admis une membrane particuliere pour soutenir ces vaisseaux. La concavité de la tunique nerveuse est, selon Winslou, d'un tissu filamenteux très-fin, qui sert à loger quantité de petites glandes, & à l'unir étroitement avec la membrane veloutée; quelques anatomistes ont assuré que ces glandes distribuées en plus grande quantité vers la petite courbure de l'estomac & le pylore, mais qui du reste sont très-peu sensibles dans l'homme, formoient une membrane à part, qu'ils ont désignée sous le titre de glandulense. Nous verrons un peu plus bas ce que pense sur cela Mr. Haller.

Le velouté, ou la tunique villeuse, fongueuse, sert à former, comme nous l'avons dit, conjointement avec la membrane nerveufe, les replis irréguliers de la cavité de l'eftomac; & c'eft par le redoublement de ces deux tuniques qu'eft faite la valvule, ou le rebord circulaire flottant du pylore; cet ortfice de l'eftomac préfente une efpece de fphincter formé en partie par la tunique charnuë, principalement par le plan de fibres circulaires, & en partie par les deux autres membranes dont nous venons de'parler. Le pylore n'eft jamais entierement fermé; il cede'affez facilement dans certains cas, comme le prouve l'exemple de plufieurs corps affez gros avalés imprudemment & rendus par les felles fans aucun dommage. On avoit cru, & plufieurs anatomiftes croyent encore, que la tunique veloutée eft une membrane diftincte des autres, formée par l'extrémité des houpes nerveufes, admettant une tunique glanduleufe à part pour la fécrétion du fuc gaftrique; quelques obfervations modernes ont détruit en partie cet arrangement, & l'on a prétendu que la membrane veloutée n'étoit que la glanduleuse elle-même avec l'extrémité,de tous les petits tuyaux qui versent le suc digestif. Il paroît en effet assez surprenant que la partie la plus sensible des nerfs puisse être continuellement exposée à l'irritation de tout corps qui tomberoit dans l'estomac; il est plus convenable au contraire que la liqueur glaireuse & abondante que fournit le velouté serve à garantir la tunique nerveuse, tandis que la portion la plus tenuë de cette liqueur contribuë à former le chyle; c'est pour cette raison que la membrane nerveuse n'est sensible que quand elle est mise à nud par l'excoriation de la veloutée, & que le *cardia* est naturellement la partie de l'estomac la plus sensible, parcequ'il est dépourvu de velouté, & qu'il est très-nerveux. Sténon regarde le velouté comme une vraie glande, & le fameux Duverney est à peu près du même sentiment. On convient assez généralement que cette membra-

ne eſt percée d'une infinité de petits ouvertures, qui ſont vraiſemblablement les abou-
tiſſans des tuyaux glanduleux.

Mr. de Haller, ayant examiné l'eſtomac
avec ſon attention ordinaire, a obſervé que
le tiſſu cellulaire, diſtribué entre les tuniques que nous venons de décrire, ſervoit à
former trois couches celluleuſes bien mar-
quées; il place la premiere au deſſous de la
membrane commune qui vient du péritoine,
& dit que ce tiſſu ſert à loger les glandes
lymphatiques conglobées, & les troncs des
vaiſſeaux ſanguins; la ſeconde ſe trouve entre le dernier plan de fibres charnuës & la
tunique nerveuſe, ſervant auſſi à ſoutenir
le rézeau vaſculeux, qui traverſe la membrane muſculeuſe; enfin la troiſieme eſt entre la tunique nerveuſe & la veloutée, &
c'eſt elle qui ſert à loger les ramifications
des vaiſſeaux les plus déliées, & les follicu-
les ſimples dont les tuyaux excréteurs vont
s'ouvrir dans l'eſtomac à travers le velouté;

ces petits orifices font quelquefois fenfibles vers le pylore. Winslou avoit déjà parlé de ces trois différens rézeaux vafculeux; il avoit en partie défigné les plans du tiffu cellulaire; mais Mr. de Haller a détaillé le tout avec plus de précifion.

L'eftomac eft pourvu d'un grand nombre de nerfs; il les reçoit prefque tous de la huitieme paire. Ses artères viennent ordinairement de la céliaque, & fes veines aboutiffent à la veine-porte. Ce vifcere bien injecté paroît prefque tout vafculeux, ce qui a fait dire à un anatomifte, que l'eftomac ainfi préparé n'étoit qu'un amas de vaiffeaux entremêlés de cellules adipeufes, & de fibres en partie charnuës, & en partie tendineufes. L'eftomac préfente quelquefois des vaiffeaux lymphatiques affez fenfibles, qui vont fe rendre au canal thorachique. On n'eft point encore d'accord fur les vaiffeaux lactés qui partent de ce vifcere; il ne paroît pas même vraifemblable qu'un chyle bien élaboré puisse remplir ces vaisseaux.

On voit, par ce que nous avons dit sur la structure de l'estomac, combien l'anatomie moderne ajoute tous les jours aux anciennes découvertes, & avec quelle précaution il convient de prononcer sur les fonctions de nos organes qui paroissoient les mieux constatés, puisqu'un fait anatomique peut détruire dans un instant les opinions reçuës, dès qu'il prouve qu'on avoit mal connu la structure des parties & qu'il sert à en expliquer plus simplement les usages.

Si l'on veut se former une idée de l'action des organes digestifs que nous venons de décrire en partie, il sera aisé de concevoir la plûpart des changemens qu'elle opérera dans le bol alimentaire; celui-ci broyé d'abord dans la bouche par la mastication & pénétré par les sucs salivaires de cette cavité descendra insensiblement dans l'estomac par le mouvement successif du pharynx & de l'éfophage; reçu dans le ventricule il y fera expofé à la douce chaleur de ce vifcere, qui fe trouve toujours entretenuë par la quantité de fes vaiffeaux & le voifinage du foye, de la rate (dont le volume eft notablement diminué tant que l'eftomac fe trouve plein) de l'épiploon, & du colon; les deux orifices du ventricule fe ferment, & rien ne peut fortir de fa cavité pendant la digeftion, fans avoir pris une confiftance liquide. Cette chaleur augmente l'énergie du fuc gaftrique qui ne ceffe d'être féparé par les embouchures multipliées de la tunique veloutée, & de ramollir la pâte alimentaire; la bile ne paroît point fe porter dans l'eftomac, du moins dans l'état parfaitement naturel. L'eftomac fans ceffe agité, doucement balotté par les mufcles du bas-ventre, mais furtout par le mouvement alternatif du diaphragme, joüit lui-même d'un mouvement periftaltique qui aide les alimens â fe porter çà & là, & ce mouvement facilite encore l'action des ſucs digeſtifs; les divers plans de fibres charnuës, dont nous avons parlé, ſont bien en état d'opérer cette action particuliere qui ſert de plus à faire paſſer les alimens de la groſſe extrémité vers le pylore à méſure qu'ils ſont liquefiés. Le chyme deſcend de l'eſtomac dans les boyaux, pour y ſouffrir une élaboration ultérieure, le réſidu groſ-ſier ou le marc des alimens devant être ex-pulſé comme inutile.

Examinons un peu la ſtructure des inte-ſtins, & voyons ce qu'ils offrent de plus eſſentiel à connoître pour la digeſtion.

On obſerve 1. que ces viſceres ont à peu près les mêmes tuniques que l'eſtomac; mais qu'ils ſont plus irritables & plus ſenſi-bles; 2. qu'ils jouiſſent d'un mouvement ſucceſſif ou vermiculaire bien marqué à cauſe de la ſtructure aſſez réguliere de leurs fibres circulaires & longitudinales; 3. que leur étenduë eſt conſidérable puiſqu'ils ont ordinairement dix à ſept fois & même dans certains sujets jusqu'à huit fois la longueur de tout le corps; cette étendue est encore très-multipliée par les replis intérieurs ou valvules connivantes; 4. qu'ils sont flottans dans la cavité du bas-ventre, n'étant attachés que d'une façon lâche aux productions du péritoine, qui les enveloppe sans les renfermer cependant dans sa cavité, puisque le péritoine est un sac imperforé qu'on détache tout entier des parois du bas-ventre, de la vessie & des reins ausquels il n'est adhérent que par son tissu graisseux; par cette préparation curieuse mais pénible que j'ai vûe plus d'une fois avec Mr. Sarrau célébre Professeur de chirurgie & d'anatomie à Montpellier, les visceres abdominaux disparoissent & sont entraînés avec le péritoine qui ne les laisse entrevoir qu'à travers les lames de son tissu & dans l'enfoncement des replis où ils se trouvent logés; 5. qu'ils sont continuellement lubrefiés par l'épiploon ou par les appendices graisseuses; ce suc adipeux, outre les effets qu'il produit étant reforbé, fert encore à faciliter le mouvement & à empêcher que les inteftins ne fe colent entr'eux ou aux parties voifines: on a vû plus d'une fois les portions des inteftins grêles (privées d'épiploon à la fuite de quelque bleffure) adhérentes au péritoine dans l'endroit précifément ou manquoit la toile graiffeufe; 6. que c'eft dans les inteftins & furtout dans les grêles qu'on remarque l'orifice des vaiffeaux lactés: on eft convenu que ces vaiffeaux font de vrais lymphatiques, mais on a difputé longtems fur leur emplacement; les uns ont cru que les orifices des veines lactées étoient dans toute la furface interne du boyau; les autres ne les ont placés que dans la portion qui répond aux valvules connivantes; enfin le fameux Lieberkühn, dans une Differtation latine donnée en 1744, a prouvé que chaque poil qui forme la tunique villeufe des inteftins, étoit une petite ampoule remplie d'une fubftance

fponspongieuſe, à l'extrémité de laquelle ſe trouve un petit trou, & qu'à chaque poil vient aboutir de la tunique vaſculeuſe un vaiſſeau lacté, pluſieurs petites artérioles & pour l'ordinaire une ſeule veine : le liquide artériel eſt verſé en partie dans la petite ampoule avec le chyle & une portion de celui-ci eſt reſorbée par la veine. Ce célébre Académicien a démontré que c'eſt par le relâchement des fibres muſculaires des boyaux que le chyle entre dans la cavité des poils, & que la contraction des mêmes fibres fait pareillement ſortir le chyle : il croit que dans une heure il peut entrer dans le ſang par le moyen des poils mentionnés, environ 25 livres de chyle : il a découvert de plus, autour de chaque poil, huit cavités folliculeuſes qui ſont les ſources tant cherchées de la mucoſité des inteſtins ; c'étoit là ce que pluſieurs anatomiſtes avoient déjà décrit ſous le titre de tunique *cribriforme*, ayant cru appercevoir dans

E

l'intérieur des boyaux, une infinité de trous
en forme de crible par où suintoit la mucofité ; mais ils n'avoient pu affigner l'origine
des petits tuyaux dont ces trous étoient
les aboutiffans ; on avoit auffi foupçonné,
que les poils des inteftins étoient les racines
des vaiffeaux laiteux : il étoit réfervé à l'illuftre Lieberkühn de nous éclairer fur ces
deux objets, à l'aide des excellens micros-
copes qu'il a inventés ou perfectionnés.

Outre ces généralités, le conduit intefti-
nal mérite quelques attentions particulieres, puifqu'il n'y a aucune portion de ce
canal défigné fous le nom d'inteftins grêles
ou de *Duodenum*, de *Jejunum* & d'*Ileum*,
& fous le nom de gros inteftins, ou de *Cæcum*, de *Colon* & de *Rectum*, qui n'ait à
raifon de fes fonctions, quelque chofe qui
lui foit propre.

Ainfi, par exemple, le *Duodenum* étant
comme un eftomac acceffoire, a des tuniques plus fortes que les autres inteftins grê-

les, eſt pourvû d'une plus grande quantité de glandes, reçoit la bile & le ſuc pancréatique, peut ſe dilater aſſez aiſément, n'étant point enveloppé comme les autres boyaux par la membrane commune; il eſt diſpoſé par ſes trois courbures de la façon la plus propre à arrêter le chyme pour être élaboré & aſpiré dans les vaiſſeaux chyliferes; le coude que forme le *Duodenum* avec le commencement du *Jejunum*, eſt ſurtout ſi marqué que le ſouffle pouſſé dans le *Duodenum* par la véſicule du fiel refluë plutôt vers l'eſtomac que de paſſer au delà de ce repli.

Le *Jejunum* eſt plus mince, plus long que le *Duodenum*, il eſt pourvû de beaucoup de valvules, de quantité de glandes, & d'un plus grand nombre de vaiſſeaux laiteux & ſanguins.

L'*Ileum* eſt le plus long des inteſtins grêles; il eſt aſſez difficile d'en déterminer le commencement, les uns le diſtinguent par la couleur de ce boyau qui est moins rouge que celle du *Jejunum*; d'autres ne donnent le nom d'*Ileum* qu'à la portion intestinale qui occupe les régions iliaques; quelques-unes enfin divisent le *Jejunum* & l'*Ileum* en 5 parties, en donnent 2 au *Jejunum* & 3 à l'*Ileum*. Cet intestin a moins de valvules & moins de vaisseaux lactés que le *Jejunum*; il sert à former la valvule du colon: j'ai vû dans un seul sujet cet intestin ayant une appendice vermiculaire comme celle du *Cæcum*, ce qui arrive très-rarement.

Le *Cæcum* est le plus court des boyaux, c'est proprement un cul-de-sac, dans la cavité duquel s'ouvrent la valvule flottante du colon & l'appendice vermiforme; cette valvule paroît, dans l'état naturel, empêcher le retour du marc des alimens qui commence à se mouler dans ce gros boyau; ce marc peut prendre aussi de la consistance dans l'*Ileum*, & peut-être même dans le *Jejunum* lorsque quelque obstacle l'empêchera d'avancer, & que la partie la plus fluide aura été exprimée, ce qui arrive vraisemblablement dans le *Miserere*; il eſt plus ſimple d'admettre cette cauſe pour expliquer le vomiſſement des matieres fécales, qui ſurvient dans cette maladie, que de ſuppoſer que la valvule du *Colon* eſt forcée par le mouvement antipériſtaltique : d'ailleurs cette opinion eſt inſoutenable lorſque l'obſtacle ſe trouve dans quelqu'un des boyaux grêles ; on a vû une perſonne qui, ayant un anus artificiel, rendoit des matieres conſiſtantes & moulées, quoiqu'il eût perdu tous les gros boyaux à la ſuite d'une hernie. Le *Cœcum* eſt moins flottant que les autres boyaux, il eſt renforcé par trois bandes ligamenteuſes qui le pliſſent irrégulierement & forment dans ſa cavité pluſieurs différentes cellules ; il eſt lubrefié par la liqueur que fourniſſent les appendices graiſſeuſes, les glandes ſolitaires dont il eſt pourvû intérieurement & les lacunes qu'on obferve dans l'appendice vermiforme: il n'a préfque. point de vaiffeaux laiteux.

Le *Colon* commence ou finit l'*Ileum*, fervant avec lui à former la valvule tranfverfale dont nous avons parlé, & fe termine au *Rectum*; il eft le plus long des boyaux, fes fibres longitudinales font fortifiées, comme celles du *Cæcum*, par trois bandes ligamenteufes qui forment dans l'intérieur de ce boyau les divers replis femilunaires qui lui fervent comme de valvules connivantes. Le *Colon* a fon attache commune au Méfentere, défignée par quelques-uns fous le nom de *Mefo-colon*; mais il eft fixé plus particulierement par différens replis au rein droit, au duodenum, à la véficule du fiel & au rein gauche; l'épiploon fert encore à lui donner une connexion avec l'eftomac & la rate. Le *Colon*, non plus que les deux autres gros boyaux. n'eft point flottant comme le *Jejunum* & l'*Ileum*, parceque le chyle n'a pas befoin de balottement pour être pompé avec plus d'aisance, n'y ayant presque point de vaisseaux laiteux dans les gros intestins; ils ont besoin au contraire d'être retenus continuellement en situation pour que les excrémens s'avancent moins difficilement & n'occasionnent par leur poids aucun déplacement nuisible. Le *Colon* est pourvû de glandes solitaires & d'appendices graisseuses qui servent à faciliter la progression des matieres fécales par la liqueur onctueuse qu'elles fournissent.

Le *Rectum*, étant destiné à contenir pendant un certain tems le dépôt des excrémens & à l'expulser quand le besoin est urgent, est construit de façon à pouvoir remplir ces différens usages. Il est retenu en situation dans presque tout son trajet; ses fibres charnuës sont très-fortes, & il est muni outre cela de bandes ligamenteuses qui en augmentent le ressort. L'intérieur de sa cavité est enduit d'une mucosité abondante, & son contour est environné d'une grande quantité de graisse; il peut prêter dans les circonstances à la dilatation qu'occâsionnent les excrémens, & l'on peut comparer les rides de sa tunique interne à celles du vagin, qui s'effacent ou reviennent dans l'état naturel suivant le besoin. Ce qui me donne cette idée, c'est que j'ai vû une personne en qui le relâchement de cette tunique avoit produit un bourlet lâche qui s'opposoit, en s'avançant jusques vers l'anus, à la sortie des excrémens. Cette maladie singuliere & très - incommode ne pouvoit être palliée que par un cylindre de plomb, qui remettoit l'intérieur du *Rectum* en situation & favorisoit par là l'expulsion des matieres, pourvû qu'elle fût promte & sans beaucoup d'efforts. Le *Rectum* est puissamment soutenu par ses muscles releveurs, & son extrémité ne s'ouvre que par le relâchement volontaire des fibres qui forment le *Spinéther* intestinal & le eutané.

Les inteſtins ont une grande quantité de nerfs, qu'ils reçoivent de la huitieme paire & de l'intercoſtal; l'artére méſentérique ſupérieure fournit le ſang aux inteſtins grêles, & l'inférieure le diſtribuë aux gros. Les veines méſentériques correſpondantes à ces artéres, vont ſe jetter dans la veine-porte. Outre cela le *Duodenum* a une artére particuliere qui lui vient le plus ſouvent de l'hépatique, & le *Rectum* reçoit du ſang de l'hypogaſtrique, &c. Les artéres & les veines inteſtinales bien injectées préſentent des rézeaux admirables très-multipliés, qui communiquent entr'eux; car il faut obſerver que la communication des vaiſſeaux ſanguins eſt plus marquée dans les boyaux que partout ailleurs, ſoit par les veines, ſoit par la fameuſe anaſtomoſe de Riolan, qui eſt formée par la premiere branche de l'artére méſentérique ſupérieure avec le premier rameau de la méſentérique inférieure; cette anaſtomoſe eſt la ſeule qui

E 5

se faſſe dans tout le corps par des vaiſſeaux artériels ſi conſidérables & cependant d'une façon ſi intime qu'on ne peut découvrir l'endroit de l'inſertion.

Après ces conſidérations anatomiques ſur le conduit inteſtinal, on comprend aiſément, que le chyme ſera changé en vrai chyle dans le *Duodenum*, par l'énergie des ſucs digeſtifs qui ſont verſés dans ſa cavité; qu'il ſera aſpiré en partie par les veines lactées de ce boyau; que le *Jejunum* & le commencement de l'*Ileum*, étant pourvûs d'une plus grande quantité de ces vaiſſeaux, ſerviront encore mieux à abſorber le chyle qui ſera exprimé; mais une partie de cette liqueur nourriciere ſera portée immédiatement dans les veines méſaraïques, c'eſt même la ſeule route par laquelle on ſuppoſe que le chyle entre dans le ſang des oiſeaux, puiſque l'intérieur de leurs organes digeſtifs ne laiſſe découvrir aucun vaiſſeau laiteux. Il ne ſe fera aucune élaboration du chyle dans les gros boyaux, mais seulement une spoliation plus parfaite des parties nutritives qui pourront rester dans le résidu de la digestion ; en effet le chyle ne paroît que comme exprimé des parties fibreuses animales ou végétales, puisque celles-ci n'ont presque point été dénaturées. Ces boyaux, étant presque entierement dépourvus de veines lactées, ne peuvent porter dans le sang que bien peu de chyle : il est vrai que les veines méfaraïques peuvent y suppléer. L'office principal de ces intestins paroît être d'expulser successivement les matieres stercorales, aidés par l'action simultanée du diaphragme & des muscles abdominaux, & de pouvoir les retenir au besoin ; on veut encore que les principes actifs fétides qui s'exhalent de ces matieres, ayant été repompés contribuent en partie à la formation de la bile, & il paroît que la bile sert ensuite de ferment putride à ce même résidu des alimens ; il conste du moins que la bile hâte la putréfaction. Mr. de Réaumur rapporte qu'un morceau de bœuf renfermé dans un un tube, resta près de deux jours dans l'eftomac d'une bufe, fans avoir aucune odeur corrompuë, quoiqu'il fût devenu très-mol & que de 48 grains il eût été réduit à 10; ce qui femble prouver que la préfence de la bile eft néceffaire pour développer la putridité; & que celle-ci n'a point ordinairement lieu dans l'eftomac.

Enfin le chyle, porté dans les veines lactées du premier genre, paffe dans les glandes méfentériques & delà dans le refervoir de Pecquet, par les veines lactées fecondaires: il entre enfuite dans le canal thorachique, & pénétre dans le torrent de la circulation par la veine foucláviere gauche; dans tout ce trajet le chyle fe mêle avec la lymphe, qui entre avec lui dans les mêmes conduits, le rend infenfiblement moins blanc, plus fluide, en un mot plus animalifé. La valvule qui fe trouve à l'entrée du chyle dans la veine fouclaviere, empêche que le fang ne fe porte dans le canal thorachique ; & les valvules, diftribuées dans la route des vaiffeaux laiteux, mettent obftacle à la rétrogradation du chyle : quant aux agens qui favorifent l'introduction & la marche de cette liqueur dans les veines lactées, on peut dire qu'elle y entre en partie par une efpece de fuction, comme les liquides pénétrent dans les tuyaux capillaires, & en partie par la contraction des fibres mufculaires des inteftins : les mouvemens alternatifs de la refpiration, en faifant balotter ces vifceres flottans, facilitent encore l'entrée du chyle : celui-ci porté une fois dans les vaiffeaux laiteux, eft obligé d'avancer par l'abord du nouveau chyle, par le reffort de ces mêmes vaiffeaux, & par l'action continuée des agens de la refpiration ; mais c'eft furtout dans le tems de l'infpiration que le chyle paffe dans le canal thorachique, étant alors comme pompé dans la

poitrine, de même que tout le sang veineux. On sait aujourd'hui d'après plusieurs
expériences, que les gros troncs des veines
qui sont hors de la poitrine se dilatent pendant l'expiration, & se désemplissent pendant l'inspiration, qui laisse aborder le sang
dans la poitrine avec plus de liberté; c'est
par une suite de ces observations, qu'on a
découvert que le mouvement d'élévation &
d'abaissement du cerveau, qu'on avoit at-
tribué mal à propos au battement des artéres; correspond aux mouvemens alternatifs de la respiration; qu'il dépend entiérement du plus ou moins de facilité que
trouve le sang à sortir des sinus du cerveau
pour se porter dans la poitrine, & qu'il suit
en cela les mêmes loix que le reste du sang
veineux.

Nous interrompons ici la suite de nos réflexions sur quelques questions intéressan-
tes qui regardent les animaux, telles, par
exemple, que la cause la plus vrai-semblable

de la vigueur, du courage, de la voracité de divers animaux, &c; nous renvoyons cet.examen à la fin de cette dissertation, où après avoir parlé des expériences de Mr. de Réaumur sur la digestion, nous hazarderons notre sentiment sur ces matieres curieuses & utiles, ayant toujours en vûë de rapporter à l'homme le principal but de toutes nos recherches.

Seconde Classe. Les animaux, qui ont des instrumens moins propres à la mastication que ceux de la premiere Classe & qui font herbivores, ont l'estomac membrano-musculeux, d'une structure particuliere & divisé en plusieurs cavités.

Lss animaux, qui se rapportent à cette Classe, n'ont point les deux mâchoires garnies de dents; la supérieure est privée ordinairement des incisives & canines: le Chameau est cependant ruminant quoiqu'il ait cette mâchoire pourvuë de dents. Pour compenser un peu le défaut des dents, la gencive de la mâchoire fupérieure eft dans les ruminans dure en forme de bourlet, & la pointe de leur langue eft hériffée de petits mammelons. L'herbe que broutent ces animaux eft retenuë par les afpérités qui l'appliquent au bourlet de la mâchoire & un coup de tête fert à la couper.

L'éfophage des ruminans eft conftruit d'une façon toute particuliere, & très-propre à pouffer les gros pelotons d'herbe dans l'eftomac, lorfque ces animaux broutent la tête baiffée, ce qui leur arrive le plus fouvent, ou quand ils veulent les faire remonter pour la rumination, c'eft à dire pour les broyer & les humeéter dans la bouche plus efficacement. Ce conduit alimentaire a des fibres charnuës très-fortes difpofées en fpirale, qui s'entrecroifent avec un ordre admirable: on voit à peu près dans l'éfophage des ruminans le même appareil que dans le géfier des granivores; ces deux organes font conftruits de la maniere la plus

propre

propre à remplir les vuës aufquelles la Nature les a deftinés; ils ont l'un & l'autre une tunique charnuë, forte qui embraffe & preffe en tout fens le bol alimentaire; ils font munis intérieurement d'une membrane calleufe, mais le géfier eft beaucoup plus charnu, & fa membrane interne eft bien plus épaiffe; auffi la nourriture des granivores eft-elle plus dure que celle des ruminans, & la trituration exige-t-elle un frottement bien plus confidérable dans le géfier que le paffage des alimens dans l'éfophage pour la rumination.

Les ruminans ont ordinairement quatre eftomacs; le premier, appellé la *panfe*, eft le plus grand; & il eft divifé intérieurement en trois cavités, il a les mêmes tuniques que l'eftomac des carnivores; le fecond, nommé le *bonnet*, eft beaucoup plus petit; on y remarque les mêmes tuniques, mais il eft intérieurement hériffé de différentes mailles en forme de dents de fcie; le troifieme,

auquel on donne le nom de *livre* ou de
millet, eſt le moins grand de tous, il eſt
rempli de différens feuillets ou redoublemens charnus qui ſont mobiles & ne contribuent pas peu à l'élaboration du chyme;
le quatrieme, nommé la *caillette*, reſſemble
aſſez à l'eſtomac des carnivores; ſa tunique
veloutée eſt plus liſſe que dans les trois
autres.

Les différentes loges que forment intérieurement les replis des membranes de ces
quatre eſtomacs, ſervent à en augmenter
notablement la capacité. Les cellules nom-
breuſes du premier ventricule du Chameau
prouvent juſqu'à quel point cette capacité
peut être étenduë. On ne croit pas aujour-
d'hui que ces cellules ſoient deſtinées à garder une certaine quantité d'eau pour le beſoin. Duverney les trouva remplies de nourriture daus trois Chameaux différens; elles
paroiſſent ſervir au même uſage que les autres redoublemens charnus.

Il faut obferver que l'Eléphant n'a ni dents incifives ni canines, que fes défenfes n'en peuvent faire la fonction; cet animal eft herbivore & granivore, mange du pain, &c; il n'a qu'un eftomac membrano-mufculeux à différentes loges; il femble que, vû la grande quantité de nourriture néceffaire à cet animal, fes organes digeftifs devroient être multipliés comme ceux des ruminans, mais la Nature y a pourvu d'une autre façon, & lui a donné des inteftins très-longs, qui lui fervent de ventricules acceffoires, à peu près comme dans le Cheval, qui peut cependant mieux mâcher que l'Eléphant: du refte ces animaux fe nourriffant à peu près de même, doivent avoir les organes digeftifs difpofés d'une maniere affez-femblable.

Les inteftins des herbivores font pourvûs d'une grande quantité de glandes; ils font fort longs, mais moins cependant à proportion que dans le Cheval, l'Ane, le Co-

chon & autres quadrupedes qui fe nourriffant de végétaux n'ont qu'un feul eftomac.

Pour fe convaincre de l'exceflive longueur que la Nature accorde aux inteftins
des herbivores qui n'ont qu'un feul eftomac, on n'a qu'à lire le Tome fecond de
l'Académie de Petersbourg; on y voit ls
défcription d'une Vache marine, animal
très - vorace & qui eft prefque entierement
herbivore; on a du moins trouvé fon eftomac, qui eft d'une capacité énorme, rempli de plantes marines. Cet animal a un
os au palais & un à la mâchoire inférieure,
en forme de meules qui paroiffent lui fervir
à broyer; il n'eft point ruminant; fon éfophage eft fort ample, & fes inteftins font
vingt fois plus longs que tout le corps; il
n'y a que la Baleine qui les ait encore
plus longs.

La rumination eft abfolument néceffaire
aux herbivores qui ont quatre eftomacs,
furtout quand ils font obligés de fe nourrir

d'herbes dures & féches; ils ne ruminent presque point quand ils broutent l'herbe verte & tendre, on dérange leur digeftion lorfque par un travail forcé on les empêche de ruminer; & cette fonction fufpenduë eft toujours chez eux un figne certain de maladie. Il ne faut pas croire que la privation des dents de la mâchoire fupérieure foit l'unique caufe de la rumination, puifque le Chameau, comme nous l'avons déjà dit, eft ruminant quoiqu'il ait cette mâchoire pourvûë de dents. Il ne faut pas non plus fe perfuader que la multiplicité des eftomacs foit néceffaire à la rumination: nous avons vû qu'on peut ruminer avec un feul eftomac; & ce n'eft proprement que le premier ventricule des herbivores qui fert à la rumination. Il fait l'office du jabot des granivores; les alimens y font ramollis pour être remâchés enfuite avec plus de facilité. Les autres eftomacs contribuent plus particulierement à perfectionner la dige-

ſtion; il faut donc ajouter que les herbivores ſont obligés de ruminer, parcequ'ils
ſont deſtinés à ſe nourrir d'alimens peu ſucculens, & dont ils doivent prendre par conſéquent une plus grande quantité. Leur
premier eſtomac eſt le dépôt de cette nourriture, qu'ils ſont forcés le plus ſouvent
d'avaler goulument, & qu'ils ne peuvent
parfaitement mâcher, ou qui ſe trouvant
deſſéchée a beſoin d'une certaine macération,
pour être broyée de nouveau avec plus d'é
nergie. La ſtructure de l'éſophage eſt faite
tout exprès pour aider le bol alimentaire à
remonter dans la bouche, & le premier
eſtomac eſt placé de façon, qu'une preſſion
legere des parties environnantes peut aiſément évacuer les matieres qu'il contient;
car la rumination, à le bien prendre, eſt
un vomiſſement qui ſe fait à petites repriſes.
C'eſt ainſi que l'herbe macérée dans la pan-
ſe, remâchée par la rumination deſcend
dans le ſecond & le troiſieme ventricule

pour y être exposée à la preſſion & au balottement de toutes les éminences charnuës
& mobiles de ces deux cavités; elle paſſe
enfin dans le quatrieme eſtomac, où elle
eſt diviſée, pénétrée par le ſuc gaſtrique qui
y eſt ſéparé, car on ne trouve dans les trois
premiers eſtomacs d'autres liqueurs digeſtives que la ſalive qui y eſt entraînée; malgré
toute cette élaboration l'herbe verte & tendre ſort de ces cavités atténuée, liquéfiée,
mais ſans avoir dépouillé ſa couleur; on
ſait que la partie colorante de l'herbe eſt
une eſpece de vernis, ſur lequel les liqueurs
aqueuſes ont d'abord bien peu de priſe; la
rhubarbe donnée intérieurement teind les
urines en jaune, les bêtes-raves leur donnent quelquefois une couleur de ſang, les
fruits du figuier d'Inde le font auſſi d'une
maniere ſenſible; voilà bien des parties colorantes, que les ſucs digeſtifs ne changent
point & qui exigent ſans doute des liqueurs
ſpiritueuſes pour être plus diviſées, ou des

mélanges avec d'autres liqueurs pour que leur couleur varie ou difparoiffe totalement; il en eft de ces parties colorantes, comme de l'efprit recteur, & de certains autres principes qui, fans avoir été changés, communiquent au lait leur goût, ou quelqu'autre qualité particuliere. L'herbe féche ne colore point le chyme, qui paffe enfuite dans les boyaux des ruminans pour y être plus travaillé. Ces boyaux font fort longs, comme nous l'avons remarqué; il paroît que cette étenduë étoit néceffaire pour la perfection du chyle, que l'herbe ne fournit point auffi aifément ni auffi abondamment que la viande. Quoiqu'il en foit, les ruminans font gras, vigoureux, & leur lait eft lui-même très-nourriffant; leur digeftion fe fait moins vîte que celle des carnivores, mais elle eft plus paifible & peut-être plus parfaite à certains égards.

Il y a plufieurs petits animaux qui, par rapport à la multiplicité des organes digeftifs, méritent d'être placés ici, quoiqu'ils ne foient pas tous herbivores, encore moins ruminans, & qu'ils foient dépourvus, du moins fenfiblement, des inftrumens propres à la maftication. Il ne convient point d'en faire une Claffe particuliere, attendu que nous n'avons point encore affez de notions pour décrire exactement la digeftion de la plûpart de ces petits animaux, & qu'on ne peut tout au plus que la foupçonner dans le plus grand nombre.

Nous rapportons ici les infectes non cruftacés, tels que Vers, Chenilles. On remarque dans quelques-uns de ces infectes, un feul conduit longitudinal qui forme différentes loges & paroît leur fervir d'organes digeftifs. Tyfon a indiqué cette ftructure dans la fangfue, & Mr. Morand l'a décrite après lui très-exactement dans le Vol. de l'Académie de Paris 1739. On voit trois eftomacs dans le Taupe-grillon, &c; ces animaux fe nourriffant d'herbes, de racines, de terre, &c. et ne pouvant mâcher, devoient avoir nécessairement, de même que les herbivores, les organes digestifs multipliés.

Comme le Polype se nourrit du suc extrait des petits animaux qui voltigent dans l'eau, nous ne parlerons de cet insecte si extraordinaire, qu'à la fin de la Classe suivante. Nous aurions pu y rapporter également la Sangsuë, qui peut se nourrir entièrement de sang.

Troisieme Classe. Les animaux qui sont privés entièrement des instrumens propres à la mastication, ou qui paroissant en être pourvûs ne peuvent en faire presque aucun usage, & qui avec cela sont ordinairement carnivores, ont un estomac membrano-musculeux: il y a même plusieurs de ces animaux dont l'estomac est un vrai gésier.

On rapporte à cette Classe les oiseaux de proye, tant terrestres qu'aquatiques, la plûpart des Serpens, plusieurs amphibies, presque tous les poissons.

Les oiseaux de proye offrent beaucoup de variétés dans la structure des organes digestifs.

L'ésophage, dans la plûpart des oiseaux, est plus ou moins long; il est placé au côté droit de la trachée artère, tantôt au devant & tantôt tout le long des vertebres; il suit quelquefois les différentes inflexions du col, forme avec lui diverses courbures, & se loge de façon à être peu comprimé par la colomne cervicale dans les mouvemens que fait l'animal, & à comprimer peu lui-même la trachée-artére; c'est ce qu'on observe dans plusieurs oiseaux de proye aquatiques. L'ésophage est divisé, dans un grand nombre d'oiseaux de proye, en trois portions, d'une maniere plus ou moins distincte; quand la portion supérieure de l'ésophage se dilate d'une façon très-apparente, on lui donne le nom de *poche* ou d'*in-*

gluvies chez les Latins; elle fait l'office de pharynx & même de jabot dans quelques oiseaux; cette dilatation est d'uue capacité prodigieuse dans le Pélican. Voici comment j'ai trouvé cette poche placée dans la plûpart des oiseaux aquatiques, qui sont ceux en qui elle se rencontre le plus ordinairement; elle est en partie attachée au dessous du crane, à la partie postérieure du palais, à la portion évasée du demi-bec inférieur, en partie à la base de la langue, à celle de l'os hyoïde, & aux cornes de cet os; ces cornes, qui dans ces oiseaux sont à proportion plus longues & plus mobiles que dans l'homme, rendent la *poche* très-dilatable. La partie moyenne & la plus longue de l'ésophage porte en latin le nom de *guia*; elle constitue l'ésophage proprement dit, & forme un conduit cylindrique plus ou moins large & plus ou moins épais, selon les différens oiseaux. La portion inférieure de l'ésophage est appellée *jabot*, lorsqu'elle forme une dilatation bien marquée ; quoiqu'on n'ait accordé d'abord le nom de *jabot* qu'à l'extrémité de l'éſophage des granivores, on a obſervé depuis, que pluſieurs oiſeaux de proye ſont pourvus d'un jabot plus ou moins parfait. Les oiſeaux *piſciyores* n'ont point ordinairement de jabot, comme les oiſeaux de proye terreſtres qui ſont obligés d'être granivores dans le beſoin, mais ils ont la *poche* qui en fait en quelque ſorte l'office. Du reſte l'éſophage eſt fort mince, très-dilatable, preſqu'entierement membraneux dans les oiſeaux *piſcivores*, qui avalent leur proye ſouvent très-groſſe, avec beaucoup de viteſſe, & ſans la diviſer avec leur bec, comme font pluſieurs oiſeaux de proye terreſtres, dont l'éſophage eſt pour cela même plus fort & moins dilatable.

Il eſt ſurprenant que certains naturaliſtes ayent décrit pompeuſement les tuniques de l'éſophage de quelques oiſeaux de proye aquatiques, entr'autres du Héron, comme étant très-diſtinctes & dans le même ordre que celles de l'éſophage de l'homme. Je n'ai jamais pû, avec la plus grande attention, développer ces différentes tuniques, & j'ai vû que cette déſcription, ainſi que bien d'autres faits rapportés par certains naturaliſtes, étoit purement imaginaire. L'éſophage des oiſeaux de proye terreſtres & aquatiques eſt parſemé de quantité de glandes, ce qu'on remarque principalement dans l'Aigle, le Vautour, &c. J'ai apperçu, dans l'éſophage du Héron, un grand nombre de petites glandes cylindriques, de la nature des conglobées, tantôt éparſes ſans ordre, tantôt ramaſſées en forme de petits cercles glanduleux. Ces différentes glandes étant preſſées laiſſoient échapper de tous côtés une liqueur jaunâtre, d'un goût acre, d'une odeur déſagréable, & très-pénétrante.

L'eſtomac des oiſeaux de proye préſente différens degrez de force; il eſt tantôt aſſez femblable à celui de l'homme, tantôt c'eft un géfier imparfait, tantôt enfin il offre la ftructure d'un vrai géfier. Selon le célébre Mr. Perrault, le grand Vautour, l'Aigle, le Flaman, la Palette, le Cormoran, la Demoiſelle de Numidie, l'Ibis, qui font tous des oifeaux de proye terreftres ou aquatiques, ont des géfiers plus ou moins parfaits. L'eftomac du Héron eft d'un tiffu ferré, divifé en deux portions; la moitié fupérieure de ce vifcere fe trouve purement membraneufe, & la moitié inférieure approche beaucoup de la ftructure du géfier; on remarque de plus quelques petites dilatations particulieres dans le ventricule de cet oiféau. J'ai trouvé l'eftomac plus approchant encore de la ftructure du géfier & prefque entièrement le même que celui des granivores, dans le *Guêpier*, le *Hibou cornu*, le *Perroquet*, le *Corbeau*, qui font effentiellement carnivores & ne mangent des grains que dans les tems de néceffité. La

Becaffine, qui fe nourrit des vers & des infectes qui fe trouvent dans les marais, a un
vrai géfier, ainfi que l'Hirondelle qui vit le
plus fouvent d'infectes, d'araignées, &c.

Il faut obferver que le Hibou cornu, qui
eft un oifeau de proye (j'en ai difféqué un
qui venoit d'être tué après avoir avalé un
fcorpion) a un véritable géfier mais moins
fort que celui de la poule. La membrane
interne n'eft point calleufe; l'eftomac de
l'Hirondelle étoit à peu près de même; j'ai
trouvé conftamment ce dernier, enduit d'u-
ne couleur noirâtre comme celui du chardonneret, & répandant une odeur alkalef-
cente approchant un peu de celle qu'exhale
l'eftomac des oifeaux de proye aquatiques;
tout cela prouve que ces animaux ont la
faculté d'être granivores au befoin; mais
qu'ils ne le font point effentiellement comme la poule.

Pour ce qui regarde le Perroquet, fon
eftomac a également une membrane interne

moins

moins calleufe, fon jabot eft moins grand,
moins glanduleux, & fe trouve plus mince
que celui de la poule. On obferve la même chofe dans les oifeaux carnivores, qui
ne deviennent granivores que dans certains
tems; mais ce que le Perroquet offre de fingulier & qui m'a paru mériter quelque attention, c'eft qu'il a la voute du palais mobile & la langue fort épaiffe : cet oifeau peut
écrafer en partie dans cette efpece d'étau,
les femences dont il eft fouvent obligé de fe
nourrir, & il compenfe par là ce qui lui
manque du côté des organes digeftifs, pour
être plus facilement granivore.

L'eftomac des oifeaux de proye a une
grande quantité de glandes, qui verfent un
fuc gaftrique très-actif, fi l'on en juge par
l'acreté du goût & par l'odeur pénétrante
qu'il exhale. La bile eft fouvent verfée immédiatement dans le ventricule de ces
oifeaux, ou y refluë avec beaucoup de
facilité.

G

Les inteſtins de ces mêmes oiſeaux ſont fort courts, on ne peut y appercevoir l'orifice des vaiſſeaux lactés; ce qui fait préſumer que le chyle eſt pompé par les veines inhalantes de ces viſceres.

On doit juger par ce qui vient d'être dit ſur les organes & les ſucs digeſtifs des oiſeaux carnivores, comment ſe doit opérer en eux la préparation du chyle.

Dans les oiſeaux carnivores qui ont uu eſtomac approchant de celui de l'homme, le bol alimentaire eſt ramolli dans la *poche*, dans toute la longueur de l'éſophage, & dans l'eſpece de jabot qu'on obſerve dans quelques-uns; il peut même ſouffrir une certaine trituration dans les eſtomacs qui, comme celui du Héron, approchent un peu plus de la ſtructure du géſier. On aſſure que cet animal, ainſi que pluſieurs autres animaux aquatiques qui avalent des coquillages tout entiers, les rendent quand la chaleur de l'eſtomac, qui ne ſauroit les

broyer, a fait ouvrir la coquille, & ils n'en
mangent enfuite que la chair; il eft plus
vraifemblable que ces coquillages s'arrêtent
& s'ouvrent dans l'éfophage. C'eft à l'activité des fucs digeftifs & furtout de la bile
que font duës la promte diffolution de la
pâte alimentaire & la voracité de ces animaux. Nous parlerons encore plus bas de
cet effet de la bile pour hâter la digeftion.

Les oifeaux carnivores, qui ont l'éfophage & l'eftomac prefque femblables à ceux des
granivores, digerent comme ces derniers,
quand la néceffité les oblige de prendre la
même nourriture; ils ont de plus l'avantage d'avoir des fucs digeftifs d'une plus
grande activité, & lorfqu'ils ufent de viande, leur digeftion peut fe faire & par trituration & par diffolution; la viande peut
être digérée à la vérité fans aucune efpece
de trituration, dans les animaux qui n'ont
ni dents, ni eftomac en forme de géfier,
mais alors il faut un tems beaucoup plus

long, & une macération préliminaire dans la *poche* ou dans le reſte de l'éſophage.

On voit par la maniere dont ces oiſeaux digerent, que le même ſuc gaſtrique peut attaquer les grains & la viande, pourvû que cette liqueur ſoit verſée dans un eſtomac qui ait la force de broyer.

Les inteſtins des oiſeaux de proye étant très-cours, ne paroiſſent point ſervir, autant que dans le plûpart des autres animaux, à l'élaboration du chyme; ils ſont cependant d'un tiſſu aſſez ſerré, pourvûs de glandes, & la bile coule avec le ſuc pancréatique dans le commencement de leur cavité; il eſt vrai que la bile refluë dans l'eſtomac, ou s'y porte quelquefois directement, comme nous l'avons dit; ainſi la digeſtion ſe fait en grande partie dans le ventricule de ces oiſeaux; la longueur des inteſtins ne leur eſt pas d'ailleurs ſi néceſſaire, ni ayant point de veines lactées, du moins ſenſibles, dans tout leur trajet; la viande exigeoit outre cela moins de préparation pour être convertie en chyle, & être assimilée au reste des liqueurs; ce qu'il y a de vrai, c'est que les intestins se trouvent constamment moins longs dans les animaux qui prennent une nourriture plus succulente.

La plûpart des oiseaux de proye rendent des excrémens très-fluides & d'une grande fétidité, ce qui dépend du peu de longueur de leurs intestins, de la qualité naturellement alkalescente de leurs sucs digestifs, de la chaleur ordinaire, ainsi que de l'agitation presque continuelle de ces animaux, & de la facilité avec laquelle se pourrit la viande dont ils se nourrissent. La bile de ces oiseaux paroît avoir beaucoup d'activité, & nous avons observé qu'elle contribuë à rendre les excrémens fétides, comme ceux-ci contribuent à leur tour à la formation de cette liqueur savonneuse. Les oiseaux de proye aquatiques sont ceux qui rendent les excrémens les plus fétides, parcequ'ils se nourriſſent de poiſſons ſans aucun mêlange de végétaux; leur eſtomac répand même une odeur alkaleſcente très-marquée. Mr. Pringle a obſervé que les poiſſons ſont plus ſuſceptibles de putréfaction que la chair des autres animaux; on voit cela bien ſenſiblement dans les provinces méridionales de France voiſines de la mer, où le poiſſon tiré hors de l'eau ſe corrompt quelquefois pendant l'été en moins de quelques heures, tan dis qu'on peut conſerver la viande des autres animaux beaucoup plus longtems; ce qui me paroît être dû en partie à la chair naturellement mollaſſe & humide des poiſſons, & à la rancidité que leur huile contracte ſi aiſément: j'ai adopté cette idée d'autant plus volontiers, que j'ai remarqué que les oiſeaux aquatiques qui ſont *piſcivores*, ſentent ordinairement le rance, leurs liqueurs digeſtives ſervant à développer l'huile des animaux dont ils ſe nourriſſent. C'eſt cette même huile qui donne auſſi une eſpece de rancidité au poisson frit ou à celui qu'on fait griller; cette graisse ou matiere huileuse, placée au dessous de l'épiderme, sert à empêcher que les écailles ne se desséchent, & que l'eau ne puisse toucher immédiatement la chair des poissons. Quand le célébre Boerhaave permettoit à ses malades de manger du poisson grillé, il leur ordonnoit d'est jetter la peau comme moins salutaire à cause de cette rancidité.

Si les oiseaux aquatiques sentent le rance par rapport à l'huile des poissons dont ils se nourrissent, on ne peut point assurer pour cela que l'odeur qu'exhalent certains animaux, soit toujours également produite par la qualité de leurs alimens: elle semble provenir quelquefois de la nature de leurs propres sucs; la chose est du moins très-apparente pour le Castor: le suc gastrique de cet animal est, selon Wepfer, blanc, tenace, & a l'odeur du *Castoreum*, qui est la liqueur jaunâtre, renfermée dans les quatre poches ou réfervoirs placés dans l'hypogaftre. Il ne faut pas être furpris que le fuc digeftif du Caftor contraête cette odeur, puifque cet animal preffe fouvent les poches où la liqueur fétide eft contenuë, & l'avale pour fe donner de l'appétit. Les Sauvages du Canada fe fervent de cette liqueur pour frotter les piéges qu'ils tendent au Caftor. Ce fuc digeftif odorant peut donc paffer avec le chyle dans les diverfes parties de l'animal & leur communiquer fon odeur: on peut en dire fans doute de même de la Civette, dont la peau & prefque tout le corps exhalent l'odeur de la matiere que l'on trouve dans les facs fitués près de l'anus, à peu près comme dans le Caftor; les différentes parties & les poils même de cet animal ne.pourroient laiffer échaper une pareille odeur, fi les fucs nourriciers n'étoient imprégnés de la liqueur odorante. Ces recherches curieufes fur l'odeur que répandent certains animaux, ou fur le goût particulier qu'on trouve dans leur chair, méritent d'être approfondies; elles ferviront à nous inftruire plus fpécialement fur la variété des fucs digeftifs, fur le changement fingulier que la digeftion opere dans certains alimens, tandis qu'elle a très-peu de prife fur les parties de quelques autres, & qu'elle eft incapable de les affimiler à nos humeurs, &c.

On doit regarder en général les poiffons comme depourvûs de dents, ou ne pouvant en faire ufage pour broyer leur nourriture; les os arrondis, les dents pointuës, irréguliérement figurées & arrangées, qu'on remarque dans certains poiffons, font peu propres à la maftication; elles paroiffent plutôt deftinées à donner de la folidité à la mâchoire de l'animal, ou à faire l'office de crochets pour faifir fa proye, la retenir & l'empêcher de fortir quand elle eft en partie avalée; la pointe de la plûpart de ces dents eft prefque toujours recourbée vers le gofier. Quelques animaux marins, dont la ſtructure approche de celle des animaux terreſtres, ont quelquefois la mâchoire munie de certains os en forme de meules, qui peuvent ſervir à broyer, mais c'eſt une exception à la règle générale; d'ailleurs ces eſpeces de dents ſont toujours aſſez mal conformées, & même dans quelques-uns de ces gros animaux, tels par exemple que l'*Ours marin*, on ne trouve point de dents molaires; il en a ſeulement qui ſont comme inciſives & canines, recourbées vers le fond du gofier, propres à déchirer & retenir ſa proye; ce qui prouve qu'en général, dans les animaux marins qui approchent le plus de la ſtructure des animaux terreſtres, les dents leur ſervent bien peu pour la maſtication. La choſe eſt encore très-ſenſible dans le grand *Chien de mer*; cet animal a dans les deux mâchoires plus de 600 dents; elles ſont très-dures, pointuës & comme triangulaires; mais les hommes qu'on a ſouvent trouvés tout entiers dans le ventre de ce poiſſon font voir qu'elles ne lui ſervent point à mâcher. On remarque de plus que les pointes de la plûpart des dents des poiſ-ſons ne ſont point émouſſées, parcequ'elles paſſent dans les entre-deux les uns des au-tres ſans ſe frotter.

L'éſophage des poiſſons eſt ordinairement mince, fort ample, très-dilatable, abreu-vé d'une grande quantité de mucoſité; il ne forme dans quelques poiſſons qu'une même cavité avec l'eſtomac & le commen-cement des boyaux; ces animaux, ava-lant leur proye toute entiere ſans mâ-cher, devoient avoir néceſſairement l'éſo-phage d'une capacité conſidérable, pour que la nourriture y fût ramollie, & pût pé-nétrer dans leur eſtomac, qui eſt ſouvent fort petit à proportion du reſte du corps.

L'eſtomac des poiſſons a pluſieurs degrez de force & de capacité, & l'on obſerve, comme nous l'avons dit des oiſeaux carnivores, que les uns ont l'eftomac membraneux & affez ample, tandis que les autres l'ont plus mufculeux, plus petit, & comme un vrai géfier; il y a même des poiffons dont l'eftomac approche de la nature du cartilage.

L'Efpadon, l'Ange, le Renard de mer, la Torpille, le Muge, le Loup, le Rouget, le Merlan, l'Anguille & autres, ont l'eftomac affez femblable à celui des granivores.

L'eftomac des poiffons eft en général très-pliffé, enduit de beaucoup de matiere glaireufe; l'entrée du pylore eft bien plus difficile & plus petite que dans l'homme; plufieurs poiffons ont à côté de leur ventricule, des appendices vermiculaires d'où fuinte une mucofité abondante qui fe dégorge dans ce vifcere.

Les inteftins des poiffons offrent plufieurs variétés; dans un grand nombre, leur commencement eft épais, dilaté, & paroît faire les fonctions de fecond ventricule; dans quelques - uns le premier inteftin ne fait, comme nous l'avons déjà dit, qu'une feule cavité avec l'éfophage ; enfin dans certains poiffons l'étenduë des boyaux fe trouve confidérablement augmentée par une grande quantité de valvules, qui forment des cloifons fpirales très-fingulieres.

On voit par ce que nous venons de dire fur les poiffons, que ces animaux doivent, comme les oifeaux carnivores, digérer par trituration & par diffolution, ou feulement par cette derniere voye, fuivant que leur eftomac eft fimplement membraneux ou qu'il approche plus ou moins de la ftructure du géfier ; l'éfophage fert beaucoup dans plufieurs efpeces, à la macération des alimens, & la mucofité qui fe trouve répanduë dans ce conduit, ainfi que dans l'eftomac, contribuë infiniment à les pénétrer, les divifer, les liquéfier. L'activité des fucs digeftifs des poiffons n'égale pas à beaucoup près celle des oifeaux carnivores ; mais ces liqueurs font plus abondantes, & peuvent à la longue contribuer à diſſoudre les coquillages dont quelques poiſſons ſe nourriſſent. Stenon a vû dans l'eſtomac de la Raye qui eſt très-vorace, des écreviſſes & autres animaux cruſtacés, dont les coquilles étoient diviſées & formoient déjà une crême rougeâtre.

La bile ſe porte quelquefois dans le ventricule de certains poiſſons; on a obſervé que le conduit cyſtique s'ouvre dans l'eſtomac de la Carpe.

La petiteſſe du pylore, les replis multipliés des inteſtins, font que la pâte alimentaire eſt retenue plus longtems dans les organes digeſtifs des poiſſons, que dans ceux des oiſeaux carnivores; ſans doute que cela compenſe dans les poiſſons ce qui leur manque du côté de l'énergie des ſucs, & ſi leur digeſtion paroît être plus lente que celle de ces oiſeaux, elle n'en eſt pas pour cela moins parfaite. L'agitation continuelle des poiſſons, l'élément dans lequel ils vivent,

& plusieurs autres causes que nous ignorons se joignent peut-être à celle que nous
venons d'assigner, pour faciliter leur digestion. L'estomac des poissons n'exhale point
cette odeur alkalescente que répand celui
des oiseaux aquatiques, quoiqu'ils se nourrissent de même: cette différence est sans
doute occasionnée par les sucs digestifs
de ces oiseaux, qui sont d'une odeur bien
plus pénétrante que les liqueurs digestives,
muqueuses & presque insipides des poissons.

Les Serpens, la Vipere, &c. ont différentes dents crochuës & recourbées vers le
gosier; ils se servent de ces dents, dont la
plûpart sont mobiles à leur volonté, pour
saisir & retenir leur proye, & ils font cou-
ler dans celles qui se trouvent creuses, le
poison qui doit la faire périr.

L'ésophage des Serpens est très-dilatable,
ainsi que celui des poissons; & leur estomac
approche plus ou moins de la structure des
estomacs membrano-musculeux. Une li-

queur abondante, glaireuſe, tapiſſe l'intérieur de ces organes, & c'eſt par le moyen
de cette bave ténace que les Serpens viennent à bout d'avaler des animaux fort gros;
c'eſt elle qui les pénétre, les diviſe inſenſi-
blement dans l'éſophage, & les rend propres à paſſer dans l'eſtomac, qui n'auroit
pû ſouvent les recevoir ſans cette macération préliminaire. Les Serpens digerent
fort lentement, & peuvent ſupporter une
très-longue abſtinence. La digeſtion paroît ſe faire par ſimple diſſolution dans la
plûpart de ces animaux, en qui l'eſtomac
ni aucun autre organe ne peuvent pour l'ordinaire opérer la moindre trituration. Les
Serpens ſont engourdis & preſque ſans
mouvement lorſqu'ils ont à digérer des animaux avalés tout-entiers; on n'ignore pas
que les Serpens monſtrueux des Indes & de
l'Amérique tuent des cerfs en les ſuffoquant
par les entortillemens qu'ils forment autour
de leur corps; des voyageurs éclairés & de
bonne

bonne foi m'ont affûré n'avoir vû fortir de la gueule de ces Serpens, que la tête & le bois du Cerf qu'ils avoient avalé. Les habitans tuent fans peine ces animaux pendant l'efpece de léthargie que leur caufe une digeftion fi pénible. Les Serpens moins gros qui avalent des Taupes, des Lapins, &c. digerent également avec lenteur & demeurent prefqu'immobiles tant que leur eftomac eft plein; une odeur aigre, défagréable, qui eft un vrai commencement de putréfaction, s'exhale de leur bouche; mais cela n'arrive qu'après un certain tems.

Le Crocodile, cet animal terrible qui engloutit des hommes tout entiers, a les mâchoires garnies de quantité de dents, mais j'ai obfervé qu'elles font toutes comme des dents canines crochuës, recourbées vers le gofier, & qu'elles ne peuvent lui fervir, ainfi que nous l'avons dit de pareilles dents de certains poiffons, qu'à faifir fa proye & l'empêcher de retrograder. Son éfophage

eſt d'une fort grande capacité; il ſert à ramollir les alimens d'un gros volume qui
ne peuvent tomber dans l'eſtomac, dont la
petiteſſe & la force approchent de celles du
géſier, qu'à méſure qu'ils ſont liquéfiés.

Nous remarquerons ici que la Nature paroît avoir ſi bien dirigé la ſtructure des organes digeſtifs, eu égard au genre de nour·
riture de chaque animal, que la Tortuë
d'eau douce, animal amphibie très-vivace,
qui ſe nourrit d'inſectes, d'herbes, de farine, mais qui ne peut manger ni fruits ni
grains, a l'éſophage & l'eſtomac qui tiennent preſqu'entierement le milieu, quant à
la force, entre ceux des carnivores & des
herbivores; l'éſophage eſt mince, très-dilatable, hériſſé intérieurement, ſelon quelques obſervateurs, de pluſieurs petites pa-
pilles ou aſpérités, qui empêchent le retour
du bol alimentaire: l'eſtomac, qui a la figure d'une cornemuſe à peu près comme celui de l'homme, eſt tapiſſé en dedans d'une

mucofité abondante; plufieurs petites éminences charnuës paroiffent contribuer à fa
force & forment en même tems divers replis
propres à retenir plus longtems la pâte alimentaire; mais cet eftomac n'a ni les mufcles ni la membrane calleufe du géfier. On
voit par ce que nous venons de rapporter,
que la Tortuë ne pourroit être fimplement
herbivore, puifqu'elle a un eftomac d'une
trop petite capacité; la ftructure de fes organes digeftifs ne lui permet pas non plus
d'être granivore; il eft à croire que fon
eftomac feroit affez femblable à celui de
l'homme fi elle pouvoit mâcher; mais elle
a dû avoir ce vifcere plus approchant de la
force du géfier, étant privée de l'avantage
de la maftication.

Parlons un peu du *Polype*: cet infecte
extraordinaire ne préfente ni cerveau ni
nerfs, du moins à notre foible vuë; il eft
cependant très - irritable, & il exifte prefque tout entier dans la moindre de fes par-

ties; on peut préfumer que fes nerfs répon-
dent à la délicateffe de fes organes; la plûpart des coquillages, quoique beaucoup
plus gros, nous paroiffent encore moins
bien organifés que le *Polype*. Cet infecte
fe nourriffant principalement du fuc extrait
des petits animalcules qui voltigent dans
l'eau, n'avoit pas befoin d'organes digeftifs
fort multipliés; ils font auffi très-fimples,
ils approchent beaucoup de ceux de la
Sangfuë & ne forment qu'une feule cavité
qui paroît répondre à plufieurs petits réfervoirs. Jamais infecte n'a plus frappé les
yeux du curieux obfervateur, ni mérite à
plus jufte titre l'exactitude de fes recherches: j'ai admiré fouvent à Geneve, avec le
célébre Mr. Trembley, la différente ftructure des Polypes; j'ai confidéré le méchanifme étonnant de leurs bras, ou des autres
parties deftinées à faifir leur proye, & j'ai
vû que le Polype, quoique très-fimple en
apparence, jouiffoit de plufieurs avantages

que la Nature refuſe aux animaux les plus compoſés. Sa regéneration en eſt une preuve, & pour mieux s'en convaincre encore, on n'a qu'à examiner la maniere dont il pourvoit à ſa ſubſiſtance; adhérant par la partie inférieure de ſon corps au lieu où il demeure fixé, tantôt il ſaiſit ſa proye par l'extrémité de ſes bras, tantôt de petites chaînes admirables, diſpoſées circulairement, accrochent, par le mouvement continuel qui les agite, les corpuſcules ou petitis animaux qui voltigent dans l'eau; chaque eſpece de Polype nous montre une induſtrie nouvelle; mais voici ce qui concerne plus particulierement la digeſtion. Le Polype à bras, qui eſt celui dans lequel cette fonction eſt un peu plus apparente, n'a qu'un corps ou ſourreau reſſemblant à un doigt de gant; pluſieurs petits cordons fort déliés qu'on peut comparer aux antennes très - mobiles de pluſieurs autres inſectes, ſont placés autour de la bouche, ou

de l'ouverture de ce doigt ; on les regarde
comme les bras du Polype. C'eſt dans ce
fourreau que les alimens ſont portés, &
c'eſt par la même ouverture que l'animal
reçoit la nourriture & rejette les excrémens :
ce qui devroit former l'anus reſte fixé au
lieu où adhére le Polype ; quand cet animal a ſucé les inſectes dont il ſe nourrit,
on voit les petits grains tranſparens qui
ſont diſtribués dans les bras & le fourreau,
ſe colorer diverſement ſuivant la variété des
ſucs qui ont été exprimés dans ces petits
réſervoirs ; ces grains ſont encore peu connus par les naturaliſtes ; le ſentiment de
ceux qui les regardent comme autant de
petits animaux vivans en ſociété dans le
fourreau du Polype, paroît peu vrai - ſemblable, ou exige du moins des recherches
plus ſcrupuleuſes : peut - être ces grains
ſont - ils les premiers réſervoirs du ſuc nour-
ricier ? le *Polype* eſt un animal ſi ſurprenant, qu'on ne peut hazarder que des con-

jectures sur le méchanisme de presque toutes ses fonctions; nous entrevoyons simplement, quant à sa digestion, que le suc nutritif, après avoir été exprimé de l'animal
que suce le Polype, passe, sans changer de
couleur, dans les petits grains où il est
vraisemblablement élaboré, afin de pouvoir
se mêler ensuite plus intimement aux liqueurs propres du Polype. Le reste de ses
visceres & sa circulation nous étant parfaitement inconnus, nous ne pouvons rien
ajouter sur leur usage; il suffit de remarquer que les grains, après avoir été colorés par la nourriture, reprennent au bout
d'un certain tems leur couleur ordinaire,
ce qui fait conjecturer l'assimilation dont
j'ai parlé. Qu'on lise sur le Polype les observations de Mr. Trembley, & les considé-
rations physiques répandues dans les divers
ouvrages de Mr. Bonnet: le premier a fixé
notre attention par la nouveauté, l'exactitude; & l'extrême singularité de ses décou-

vertes; il eſt en un mot l'inventeur du Polype: le ſecond, par la force & la vérité de
ſes expreſſions, nous a fait encore mieux
ſentir tout le merveilleux que préſente cet
inſecte; il eſt devenu l'ingénieux commen-
tateur du Polype.

Quatrieme Classe. Les animaux qui
ſont entiérement privés des inſtrumens
pour la maſtication, & qui ſont granivores, ont un eſtomac preſque tout muſculeux, auquel on donne le nom de géſier.

Cette derniere Claſſe eſt confonduë en
partie avec la précédente; nous avons fait
obſerver que pluſieurs oiſeaux carnivores
ont un vrai géſier, parcequ'ils ſe trouvent
obligés très - ſouvent de ſe nourrir de
grains; j'ai trouvé dans le fort de l'hyver
l'eſtomac de deux Corbeaux, qui ſont eſ-
ſentiellement carnivores, remplis ſeulement
de bled germé, & celui de quatre Grives,
qui ſont frugivores, contenant quelques
chenilles; cloportes & pluſieurs petis eſcar-

gots de terre. Les Oyes, les Canards, les Cygnes se nourrissent d'insectes, & même d'herbe au besoin; & l'on peut dire que la structure des organes digestifs des granivores est d'un très-grand avantage pour toute espece de nourriture.

La plûpart des granivores ont le bec très-propre à séparer l'enveloppe des grains dont ils se nourrissent, & ceux qui comme le Canard, le Cygne, &c. cherchent leur nourriture dans la vase, ont des nerfs très-sensibles qui s'étendent jusqu'à l'extrémité de leur bec & leur servent à distinguer ce qui est propre à les nourrir, quoiqu'ils ne le voyent pas. On remarque des glandes salivaires autour de la langue & du palais des granivores.

L'ésophage des granivores est assez ample; mais moins dilatable que dans la plûpart des oiseaux piscivores. Il n'a point de dilatation supérieure ou de poche. La seule partie qu'on doit examiner dans l'ésophage des granivores est le jabot; cette portion inférieure beaucoup plus charnuë que le reste du conduit, élargie en forme de petit sac, pourvuë de quantité de glandes, est un véritable estomac préparatoire.

Le gésier est un organe très-robuste, formé par quatre muscles, dont toutes les fibres charnuës paroissent se réunir à deux tendons directement opposés; ces muscles par leurs mouvemens alternatifs pressent les grains exposés à leur action & les font monter & descendre jusqu'à ce qu'ils soient entiérement broyés. Les autres tuniques du gésier ne présentent rien d'extraordinaire; mais la calleuse mérite quelque attention; celle-ci, qui répond à la membrane veloutée, n'a été si fort endurcie que par le frottement; aussi croit-on qu'elle se renouvelle de tems en tems, comme l'estomac des écrevisses; elle ne laisse passer aucun suc gastrique à travers son tissu, & les liqueurs digestives ne viennent dans le géfier, que des glandes falivaires, ainfi que de celles de l'éfophage & du jabot.

La force du géfier varie felon la diverfité des oifeaux; celui du Canard eft moins fort que celui du Dindon. Le premier, en barbotant prefque continuellement dans l'eau, fe nourrit très-fouvent de vers & d'autres alimens moins durs que ceux dont le Dindon eft ordinairement obligé de fe nourrir.

Les inteftins des granivores font plus longs à proportion que ceux des oifeaux carnivores. Les *Cæcum* font plus grands; en un mot ces vifceres font tels que l'exige la qualité de la nourriture, moins fucculente que celle des oifeaux carnivores, mais plus nutritive que celle des herbivores, auffi avons-nous remarqué que les bóyaux de ces derniers font à proportion plus longs que ceux de tous les autres animaux.

Il eft aifé de comprendre comment la digeftion doit s'opérer dans les granivores. Les alimens tombent & s'arrêtent dans le jabot pour y être pénétrés par la liqueur abondante qui s'y sépare, ainsi que par celle qui vient des autres glandes ésopha-giennes & des salivaires; certains granivo-res, tels que le Pigeon & la Tourterelle, font remonter du jabot les grains déjà ra-mollis, pour en alimenter leurs petits; ce qui prouve que ces oiseaux seroient en état de ruminer, s'ils en avoient besoin; Du-verney assure que le Perroquet est ru-minant.

C'est surtout dans le gésier que se fait la digestion, qui dans les granivores est une vraie extraction émulsive; ce viscere broye puissamment les grains déjà macérés, & reçoit continuellement, pour faciliter son action, la liqueur qui descend des glandes déjà décrites, puisque le gésier lui-même ne sépare aucun suc digestif dans l'intérieur de son propre tissu. Certains granivores, afin de pouvoir mieux triturer, avalent de petits cailloux raboteux qu'ils rendent com-

me inutiles lorfqu'ils font devenus polis;
ils avalent auffi quelquefois des morceaux
de fer ou de cuivre; mais celui-ci leur devient fouvent nuifible par fa qualité corro-
five; les replis de la membrane calleufe fervent à retenir ces petits corps qui femblent
faire l'office de dents; les granivores, tels
que le Serin, la Linotte, le Moineau, le
Pinfon & une infinité d'autres qui ont l'a-
dreffe de féparer dans leur bec l'enveloppe
des grains, n'avalent point de cailloux, parcequ'ils ont moins à broyer.

On voit par ce qui vient d'être expofé,
qu'aucun aliment ne femble pouvoir fe fou-
ftraire à la force du géfier. Nous ne jouif-
fons pas à beaucoup près des mêmes privi-
leges. La capacité & le peu de denfité de
notre eftomac excluent toute trituration;
de façon que fi certains alimens éludent
l'énergie de la maftication & celle des fucs
digeftifs, ils ne peuvent être changés dans
ce vifcere que très-imparfaitement: mais fi

nous mâchons avec soin & longtems, nous
jouiſſons en partie de l'avantage des grani-
voves; car à bien examiner la digeſtion de
la plûpart des animaux, c'eſt preſque toujours par trituration ou diſſolution qu'elle
s'opere. Dans les uns on obſerve ces deux
actions à la fois: dans les autres c'eſt par
ſimple diſſolution, & pour lors les liqueurs
digeſtives ſont très-abondantes ou fort acti-
ves, les alimens ſont moins durs & ſe trouvent longtems retenus dans la cavité des
organes digeſtifs, tant par la petiteſſe du
pylore que par les différentes circonvolu-
tions des inteſtins.

L'Autruche, cet oiſeau dont on vante
tant la force de l'eſtomac, a un vrai géſier,
qui n'eſt pas auſſi fort que celui de la poule; il paroît être ſéparé en deux cavités par
une éminence charnuë; bien loin que l'Autruche digere le cuivre, elle périt au contraire dans peu de tems quand elle en avale
une certaine quantité: cet oiſeau eſt herbi-

vore, frugivore & même omnivore ; la courbure de fon jabot arrête la nourriture plus
longtems, & en augmente le ramolliſſe-
ment ; l'inſertion d'un des conduits biliai-
res, qu'on a vû s'ouvrir dans deux Autru-
ches au dedans de l'eſtomac, doit contribuer beaucoup à la force digeſtive & à la
voracité de cet animal.

Examinons à préſent les expériences de
Mr. de Réaumur ſur la digeſtion de divers
animaux.

Ce célébre obſervateur, dans un mémoire communiqué en 1752. à l'Académie des
Sciences de Paris, aſſure que les oiſeaux
de proye ou carnivores n'ont qu'un ſeul
eſtomac ſimplement membraneux & aſſez
ſemblable à celui de l'homme ; il a tâché
de prouver par ſes expériences, que la Buſe,
qui eſt carnivore, digere ſans aucune trituration, par le moyen d'un diſſolvant qui
n'a aucune priſe ſur les grains, les fruits
ni le pain ; il a trouvé que ce diſſolvan

avoit un goût amer & falé; Mr. de Réaumur affure qu'ayant mis au feu un tube retiré de l'eftomac de la Bufe, il en fortit bientôt une flamme qui dura plus d'une minute; furquoi il demande fi le phlogiftique joueroit le principal rôle dans la digeftion des oifeaux carnivores. Il vît opérer à ce diffolvant, expofé hors du corps pendant 24 heures au degré de chaleur correfpondant à celui de l'eftomac de la Bufe, le même effet qui fut produit dans le tube rempli de viande, qu'il avoit fait avaler à cet oifeau. Cette digeftion artificielle fit ramollir la viande & excita un commencement leger de putréfaction; la viande prife pour terme de comparaifon & expofée à part pendant le même tems à une égale chaleur avec un peu d'eau, contracta une odeur infupportable, ce qui fait dire à Mr. de Réaumur que le diffolvant digeftif l'avoit prefervée en partie de la corruption. Notre Académicien infere de là que les oifeaux,

qui

qui ont comme la Buſe un eſtomac membraneux, digerent par la ſeule action d'un
diſſolvant, tandis que les oiſeaux, dont
l'eſtomac eſt d'une conſiſtance moyenne,
en partie membraneux & en partie muſculeux, mettent ſans doute en uſage l'une &
l'autre maniere de digérer; il lui parut tout
naturel de penſer que les animaux qui,
comme les oiſeaux de proye, ont un eſtomac membraneux, digéroient auſſi comme
eux à l'aide d'un diſſolvant, ce que l'expérience vérifia ſur une Chienne; Mr. de Réaumur lui fit avaler deux morceaux d'os mis
dans un tube, qui furent trouvés au bout
de 26 heures auſſi flexibles que de la cor-
ne, ſans que le tube eût été applati: ce qui
prouve que la trituration n'entre pour rien
dans la digeſtion de ces animaux; mais il
obſerve que la nature du diſſolvant digeſtif
eſt très-différente ſelon les diverſes eſpeces
d'animaux; celui de la Buſe ne touche
point aux os, ni aux grains, ni au pain;

I

celui du Chien attaque le pain & les os, & n'agit point fur les grains, qui font cependant très - bien diffous dans l'eftomac du Cochon; celui du Cheval n'attaque pas la viande & diffoud l'herbe & les grains; enfin Mr. de Réaumur fait obferver qu'il y a des poiffons qui vivent de terre: quelle immenfe variété, s'écrie-t'il, pour le même but!

Pour s'affurer de la digeftion des ruminans, notre Académicien fit avaler des tubes de fer blanc grillés remplis d'herbes à une brebis. Au bout de 14 heures il les trouva dans la panfe, fans que l'herbe qu'ils contenoient eût été digérée, elle étoit feulement un peu macérée; il conclud de là que ces animaux doivent digérer par trituration & par diffolution. Le diffolvant retiré de leur eftomac ne lui a paru que legérement falé, & teignant foiblement en rouge le papier bleu.

Il a vû que les grains renfermés dans des tubes de fer blanc qu'il avoit fait avaler à quelques granivores, ne souffroient aucune altération; d'où il a inféré que ces oiseaux digerent par simple trituration, & il a jugé par l'applatissement des tubes, que la force du gésier équivaloit à celle d'un poids de 437 livres.

Voici en peu de mots quelques réflexions sur ces expériences.

1. Le goût amer & salé que trouva Mr. de Réaumur dans le dissolvant de l'estomac de la Buse, paroît venir principalement de la bile qui se rencontre dans l'estomac des oiseaux carnivores: c'est elle aussi qui, comme en grande partie huileuse, donna la flamme dont il a été parlé. Le goût salé est plus particulier au suc gastrique; dans l'homme ce suc est plus onctueux & plus doux; dans les oiseaux de proye il est acre & sans doute bien plus actif; il est surprenant que ces oiseaux, qui digérent si vîte, qui sont presque toujours en mouvement, qui ont une chaleur forte & continuelle,

puiſſent jeuner auſſi longtems qu'ils le font ;
un Vautour reſte ſans manger du tout pendant 20 jours.

Il n'eſt pas toujours vrai que les oiſeaux
carnivores n'ayent qu'un eſtomac membraneux ; nous avons obſervé qu'il y en a un
grand nombre qui ont de vrais géſiers. On
ne peut pas conclure de ce que les grains,
les fruits ni le pain n'ont point été changés dans l'eſtomac de la Buſe, que le ſuc
digeſtif n'ait abſolument aucune priſe ſur
ces différens alimens ; ſi cet oiſeau pouvoit
mâcher, ou s'il avoit un géſier, il pourroit
peut-être manger preſque de tout ; nous
avons du moins remarqué que le même ſuc
digeſtif, aidé de la trituration, digére dans
certains animaux la viande, les graines &
l'herbe ; ce n'eſt donc point la faute du diſſolvant, mais celle de l'eſtomac, ſi ces divers alimens ne ſont point digérés ; ſans la
maſtication ou les préparations préliminai-
res, que nous faiſons ſubir à certains ali-

mens, pourrions-nous être omnivores? Il ne faut donc pas tant chercher à connoître la différente nature des diffolvans, que nous ne faurions jamais apprécier au jufte; nous voyons par le peu que nous avons découvert, qu'il eft impoffible de rendre raifon des effets fi variés, que le fuc gaftrique opere dans le même individu; il vaut mieu.., je le répete, confidérer l'enfemble des inftrumens digeftifs, examiner comment la Nature compenfe d'un côté ce qui paroiffoit manquer de l'autre, & raffemblant tous ces morceaux épars en former un tableau inftructif, qui nous éclaire en nous amufant, & nous empêche de nous égarer dans le dédale immenfe que préfente l'hiftoire des animaux.

On voit de plus que la viande, mife dans les tubes, ne peut donner une idée précife des changemens qu'elle fubit dans l'eftomac de l'animal, puifqu'elle n'y eft que macérée & non point digérée; il faut donc que, dans le tems de la digeſtion naturelle, la viande ſoit mieux pénétrée par le ſuc gaſtrique, que les mouvemens des parties environnantes & ceux de l'eſtomac lui-même operent des changemens, qui ne peuvent arriver tandis qu'elle eſt renfermée dans les tubes.

2. Les expériences de Mr. de Réaumur ſur les granivores, ne peuvent nous faire connoître au vrai la digeſtion de ces animaux; les tubes plus ou moins applatis, ne prouvent point la véritable force du géſier, parceque cet organe a dû faire des efforts extraordinaires, pour ſe délivrer de ces corps étrangers. D'ailleurs, les grains déjà ramollis dans le jabot, & abreuvés dans le géſier par les ſucs digeſtifs qui y deſcendent continuellement, ne doivent jamais exiger une contraction égale à celle qui produiſoit l'applatiſſement des tubes. Il faudroit ſans doute beaucoup de force de la part du géſier, ſi les granivores étoient obligés de ſe nourrir de noix ou d'autres

fruits également durs ; mais on fait que cette nourriture leur convient fi peu qu'ils perissent bientôt, quand on persiste à leur en faire avaler une affez grande quantité ; il eft bien difficile de s'affurer par aucune expérience, de la force des folides & de l'énergie des fucs que la Nature employe & combine pour la digeftion. Tout ce qui réfulte de ces expériences, c'eft que les grains ont trop de confiftance, pour qu'ils puiffent être digerés fans broyement ; mais on ne doit pas exclure la préparation préliminaire dans le jabot, ni le fecours des liqueurs qui tombent dans le géfier pendant la trituration ; fans cela les grains feroient changés en vraie farine, au lieu de donner une extraction émulfive ; le chyle des granivores approche plus de la nature des émulfions que celui des carnivores & des omnivores ; mais il en différe toujours, en ce qu'il eft plus divifé, & qu'il a pour véhicule une partie des liqueurs ani-

males qui ont fervi à l'atténuer.   Que nous
ferviroit la maftication, fans le concours
de la falive? & l'on peut dire que la trituration des granivores répond à notre maftication.   Voilà un motif de plus pour raffembler & comparer les faits.

3. Les expériences faites fur les ruminans paroiffent encore moins concluantes;
l'herbe renfermée dans les tubes ne pouvoit
être que macérée, n'ayant été ni mâchée ni
broyée de nouveau par la rumination; de
plus nous avons obfervé que la panfe eft
des quatre eftomacs celui qui contribue le
moins à la digeftion; il ne fert, pour ainfi
dire, que d'entrepôt; on n'a qu'à lire ce
que nous avons déjà dit fur la digeftion
des ruminans, & l'on fera pleinement convaincu que l'expérience de Mr. de Réaumur
ne peut nous éclairer fur le véritable méchanifme de cette fonction.

Le diffolvant retiré de l'eftomac des ruminans, a paru legérement falé & moins

actif, parceque la bile ne se porte point dans leur estomac comme dans celui des oiseaux, & que la liqueur digestive est elle-même plus douce & moins pénétrante; tout cela est proportionné à la qualité de la nourriture.

Ces différentes réflexions servent à prouver de plus en plus combien il est essentiel dans la digestion, d'avoir égard à l'action du suc gastrique & à celle de l'estomac, sans perdre de vuë les différentes préparations que les alimens ont déjà subies dans la bouche, ou dans les diverses parties de l'ésophage, ni celles qu'ils doivent éprouver encore dans la cavité des intestins. Mais il y a une infinité de choses qu'il sera presque toujours impossible d'estimer au vrai; peut-on, par exemple, s'assurer de toutes les nuances qui se trouvent dans l'activité des sucs digestifs, de leur quantité plus ou moins grande, du tems pendant lequel les alimens sont exposés à leur action, suivant les divers replis de l'organe, sa position, la petitesse de ses ouvertures ? peut-on évaluer le degré de chaleur auquel chaque estomac est exposé, suivant sa situation, selon le cours plus ou moins rapide des liqueurs de l'animal, la diversité des climats, le genre de vie, &c ? qui peut encore apprécier tous les degrez de force de chaque estomac ? car il n'y en a presque point qui se ressemblent exactement ; les gésiers qui sont les organes digestifs, dont la structure paroît la plus uniforme, offrent cependant différente densité ; nous en avons déjà donné plus d'un exemple.

Voilà ce que nous avions à dire sur la Digestion. A présent nous allons examiner quelle est la nourriture la plus convenable à l'homme.

De la nourriture la plus convenable à l'homme.

L'homme, quant à la structure de ses dents, & du reste de ses organes digestifs,

paroît avoir été formé pour être omnivore :
nous ne faurions vivre de grains, tels que
la Nature les préfente ; notre eftomac eft
trop petit, pour que nous puiffions être
feulement herbivores ; il s'accommoderoit
mieux de la chair des animaux, puifque
certains peuples ne mangent que de viande ;
on peut vivre également de fimples fruits,
ou d'autres végétaux ; mais la plûpart des
tempéramens font affoiblis par cette nourriture, qui occafionne fouvent une diarrhée
fort incommode, & la viande feule n'eft
point univerfellement utile. Le régime qui
paroît en général le plus falutaire, eft pris
du régne végétal & du régne animal ; les
végétaux contiennent, il eft vrai, le *mucus*
nutritif, mais la chair des animaux renferme des fucs plus travaillés, dont l'affimila-
tion eft plus facile ; en un mot elle contient
des parties qui font, pour ainfi dire, plus
vivifiantes. Pythagore lui-même fit changer la nourriture végétale des athlétes, &

ils devinrent beaucoup plus robuftes par
l'ufage de la viande; il eft vrai que ceux
qui voulurent effayer ce régime, fans faire
un égal exercice, fe trouverent expofés à
une infinité de maux, qui réfultoient de la
pléthore; ce qui fit établir enfuite chez les
Romains des loix très-fages, par lefquelles
ils limiterent la quantité de viande dont il
étoit permis de fe nourrir, laiffant une liberté entiere pour tous les végétaux.

On voit certaines perfonnes qui, par habitude ou à caufe de quelque vice inné ou
accidentel, fe trouvent mieux de l'ufage de
la viande que de celui des végétaux & *vice-
verfa*; mais on ne doit point s'en tenir à
ces exceptions particulieres; il en eft de ces
perfonnes comme de la diverfité des climats
& de la difpofition actuelle de nos humeurs.
Dans les pays fort chauds, l'ufage feul de la
viande eft très-nuifible, comme il l'eft dans
l'ardeur de la fiévre. Les Cafres, qui mangent beaucoup de viande cruë, ont la bouche

gâtée & puante & ne vivent gueres au - delà de quarante ans. Les fébricitans ont la viande en horreur, & desirent des acides végétaux par un instinct naturel. La viande soutient mieux les tempéramens foibles; les bilieux ont besoin de recourir souvent aux végétaux, ainsi que les personnes sujettes à la goutte ou à quelque genre d'acrimonie particulier. Mais rien ne prouve mieux l'utilité du régime animal combiné avec le végétal, que ce qui se passe dans le Scorbut; on contracte ordinairement cette cruelle maladie, tant sur mer que sur terre, quand on est obligé de respirer longtems un air froid & humide, de boire de la mauvaise eau, d'être dans l'inaction, & de se nourrir d'alimens salés, grossiers, acres, ou qui tendent plus que les autres à la putréfaction, telle qu'est la chair des oiseaux piscivores, sans pouvoir mêler à cette nourriture aucun végétal recent; les remedes efficaces sont l'air sec, tempéré, l'exercice,

mais furtout l'ufage des acides végétaux,
par exemple des oranges, des citrons, de
la grofeille; on guérit encore le Scorbut
par des plantes acres, telles que les cruci-
feres; par le moyen de l'ail, des oignons,
par l'eau de goudron, par la fapinette, ou
biere de fapin, ainfi que par les bougeons
de cet arbre pris en guife de thé; la chair
de tortuë eft auffi un fecours falutaire dans
cette maladie. Remarquons en paffant, que
le Scorbut dans lequel on croit obferver,
plus que dans toute autre maladie, les fi-
gnes de la dégénération putride des humeurs, eft guéri également par des plantes
anti-feptiques, & par dss fecours qui femblent poffeder le moins cette qualité; on a
fait difparoître le Scorbut le plus putride
par le moyen des bouillons faits avec les
choux, qui fe corrompent à l'air fort aifément; les viandes fraîches font utiles dans
cette maladie, tandis que les viandes falées
ou fumées qui font bien moins difpofées à

la putréfaction, servent à le produire. On jugera donc toujours très-imparfaitement par les expériences faites hors du corps, de ce qui se passe en nous dans l'état sain uo malade; la théorie médicinale, qui n'aura point la pratique pour base, n'aura jamais que des fondemens ruineux. On peut avancer que les végétaux recents, ou plusieurs de leurs préparations, sont en général des anti-scorbutiques; mais comment assurer quelle est véritablement la partie médicamenteuse dans le nombre des plantes déja citées, & auxquelles nous prêtons ordinairement des vertus si opposées. Disons ici avec le fameux Werlhof*, je ne veux adopter d'autre théorie que celle qui s'accorde constamment avec l'expérience. Ce n'est pas qu'on doive exclure entiérement la liberté

* Nullius doctrinæ theoreticæ odio ducor, nullius etiam amore, nisi quousque ea perpetuæ experientiæ respondet. *Observ. de febrib.*

de pouvoir raifonner, car (comme l'a dit Brunner que cite le même auteur*) le raifonnement fans expérience ne trompe pas moins que l'expérience fans raifonnement.

Il paroît donc que dans l'état naturel, nous devons entremêler l'ufage de la viande avec celui des végétaux, ufant tantôt plus des uns & tantôt moins des autres, ou bien ne nous nourriffant que de plantes ou de viande eu égard à notre conftitution, à la température de l'air & aux autres circonftances dont nous avons parlé; la chair des animaux prévient le trop grand relâchement que les feuls végétaux produifent; & ceux-ci, en facilitant la digeftion de la viande, rendent les humeurs plus doucès, plus fluides; ils écartent la trop grande chaleur & diminuent, autant qu'il eft poffible, la difpofition naturelle de nos liqueurs à la putréfaction.

* Uti ratio fine experientia mendax, ita experientia fine ratione fallax. *De glandul. duodeni.*

Le

Le pain eſt la nourriture qui convient le plus généralement; il n'a point un goût particulier qui plaiſe à l'un & dégoûte l'autre; il contient de plus à un très-haut degré la ſubſtance mucilagineuſe, qui eſt la matiere nutritive par excellence: celui qui eſt fait avec du bon froment eſt très-nourriſſant; le grand Stahl penſe cependant que le meilleur pain eſt celui qui eſt fait avec le ſeigle & le froment, c'eſt ſans doute parcequ'il tient le ventre plus libre.

Dans les lieux où les plantes *Céréales* ne ſont point communes, on fait du pain avec pluſieurs différentes parties de végétaux, comme ſemences, fruits, racines, même avec des feuilles & des écorces. Les habitans de la Mecque & de l'Arabie heureuſe, dans les tems de diſette & même ſans cela, font du pain avec des ſauterelles ſéchées au ſoleil & réduites en poudre. Les Hottentots & quelques autres peuples en font avec des poiſſons deſſéchés.

K

Ceux qui craignent la Pléthore, qui ont des organes robuſtes & qui menent une vie peu active, ne doivent pas manger une trop grande quantité de pain, ſurtout lorſqu'il eſt bien blanc, il eſt trop nourriſſant ; les eſtomacs foibles ne ſupportent point l'uſage du pain ou bis, ou trop frais, ni de celui qui eſt mal cuit, ou qui n'a pas ſuffiſamment fermenté ; c'eſt un aliment dur, ténace, qui rend la digeſtion pénible & flatueuſe ; car il en eſt de ce pain comme des légumes ſecs, des différentes bieres, du cidre, &c : tous ces alimens ſolides ou liquides contiennent beaucoup d'air & tourmentent, pendant la digeſtion, les perſonnes délicates qui vivent dans l'oiſiveté, & dont les organes ne s'oppoſent que foiblement aux diſtenſions que produit cet air, lorſqu'il reprend ſon élaſticité ; les gens vigoureux, & dont la vie eſt preſque un exercice continuel, digerent cette nourriture groſſiere, ſans aucune incommodité, elle leur convient même à plufieurs égards: les alimens legers, dit Galien, n'offrent pas affez de réfiftance aux eftomacs forts & robuftes; au lieu que, felon Celfe, plus une matiere eft compacte & difficile à digérer, plus elle nourrit fi elle eft une fois digérée.

Il nous refte à parler de ce qui paroît contribuer à la férocité, au courage, à la vigueur, à la voracité, & à la durée de la vie de l'homme, ainfi qu'à celle des animaux.

De la Férocité.

Les carnivores digerent ordinairement plus vîte, ont le cœur proportionnément plus grand que les autres animaux, & font en général plus féroces, mais non pas toujours plus forts. La viande fournit, comme nous l'avons remarqué, des fucs plus actifs, qui font circuler les humeurs avec rapidité; auffi la plûpart des carnivores ont-ils beaucoup plus de chaleur, je dis pour la plûpart, car il y a toujours quel-

que exception; les Serpens, quoique carnivores, digerent lentement, & les poiſſons
ſont des animaux froids. Le Taureau, le
Cheval, ſont des animaux fiers, forts, &
ſouvent furieux, ſurtout lorſqu'ils ſont in-
domtés, quoiqu'ils ne ſoient pas carnivores. Le Coq eſt également fier, & combat
avec acharnement; le Mulet eſt un animal
ſouvent cruel: car il faut conſidérer les
cauſes, qui produiſent la férocité dans les
animaux; tantôt c'eſt pour ſe procurer la
nourriture, dans un moment où la faim
eſt preſſante, ou pour avoir quelque aliment qui flatte le plus le goût, & l'enlever
à celui qui en eſt le poſſeſſeur; tantôt c'eſt
pour contenter le deſir de ſe reproduire &
écarter tout obſtacle qui s'y oppoſe. Un
animal qui digere lentement, qui trouve
preſque toujours dequoi ſe raſſaſier, qui
ſe nourrit d'alimens dont le ſuc eſt doux,
qui ne vit point dans un climat trop chaud
ou trop froid, qui n'eſt point ardent pour

le plaisir, ou qui n'a point à lutter pour se satisfaire contre des rivaux aussi ardens que lui; un tel animal n'est que très-rarement féroce. La férocité tient ordinairement dans les animaux à la force, à l'agilité, ou à quelque autre avantage particulier; un animal qui se sent en état d'employer, suivant les circonstances, ces différentes ressources, pour arriver à son but, attaque plus volontiers son ennemi ou son rival. Nous voyons des animaux qui font la terreur des autres par la force, d'autres qui ne se tirent d'affaire que par ruse, par la vîtesse de leurs mouvemens, ou par quelque défense particuliere.

Du reste, les carnivores font dans la nécessité d'être féroces, pour ne pas mourir de faim; s'ils ne trouvent pas des cadavres, il faut qu'ils s'en prennent aux animaux vivans, destinés à être leur proye ordinaire; au défaut de ceux-ci, ils dévorent les hommes qu'ils rencontrent, & pour derniere resource ils mangent leurs semblables. Ne faisons nous pas la même chose dans les horreurs de la famine? la plûpart des Sauvages sont encore plus cruels; la férocité qui excite les hommes à s'entre-détruire, n'est jamais excusable, lorsque ce n'est point pour se défendre, ou pour contenter des besoins aussi pressans que les besoins naturels.

Du Courage & de la Vigueur.

Le courage dans l'homme, quant au physique, tient à peu près aux mêmes causes que la férocité dans les animaux; car je regarde celle-ci comme un courage effréné: en effet les hommes, au lieu d'être courageux, deviennent féroces lorsqu'ils ne se laissent point conduire par la raison, & que semblables aux animaux, ils ne suivent que l'instinct, pour contenter leurs passions ou leurs besoins.

Le courage semble naître de la confiance qu'inspire le sentiment intérieur d'une bonne organifation : celui qui fe croit plus fort, plus adroit, plus agile que fes femblables, & à plus forte raifon, celui qui a fouvent éprouvé cette fupériorité, fe montre beaucoup plus courageux dans les circonftances ; on fe porte alors aux plus grandes chofes, parcequ'on eft prefque fûr de triompher de tous les obftacles. Le courage eft entretenu par la falubrité du climat, par celle du régime, & par l'exercice. La bonne difpofition du corps, fi néceffaire pour le courage, eft bientôt fecondée par l'élevation de l'ame, fi à la fageffe & à l'équité du gouvernement fe joind la force de l'exemple ; mais la feule élévation de l'ame, fans la vigueur du corps, ne produit, pour ainfi dire, que des étincelles de courage, qui s'évanouiffent bientôt faute d'aliment.

Les pays trop chauds ont des habitans plus foibles & en général moins courageux ; ceux qui habitent dans des climats qui ne font pas exceffivement froids ont plus de force & de courage; mais tout cela tient en grande partie à la prudente & vigoureuse administration des loix, à la vigilance de ceux qui sont appellés à les faire obser- ver, & surtout à l'exemple qu'ils donnent eux-mêmes. De tels Législateurs ne voyent jamais, dans les personnes destinées à dé- fendre avec eux la Patrie, ni cette mollesse qui énerve, ni cette intempérance qui dé- truit insensiblement nos ressorts, parcequ'ils ne se permettent ni l'une ni l'autre: ils ser- vent de modele à leurs sujets, deviennent les arbitres des nations & la terreur de leurs ennemis; en effet, quelle supériorité ne doivent point avoir des peuples naturelle- ment belliqueux, lorsqu'ils ont de pareils Chefs à leur tête?

On peut donc assurer que tout ce qui tend à diminuer la vigueur, sert aussi à di- minuer le courage. Les plaisirs immoderés de l'amour, surtout lorsqu'on s'y livre de trop bonne heure, sont très-nuisibles. Tacite attribue la force des anciens Germains à l'attention qu'ils avoient de ne point se marier avant d'avoir atteint l'âge d'une pleine vigueur. Un hymen trop précoce empêche que le tempérament se dévelope & devienne jamais robuste; l'abus des plaisirs n'est pas moins nuisible à quelque âge que ce soit; il affoiblit, dérange beaucoup la digestion, entraîne avec lui la paresse & l'oisiveté, parcequ'on ne se sent point en état de faire un travail pénible, ou un exercice tant soit peu violent; de sorte que la langueur est entretenue par ces différentes causes qui contribuent toutes à nous énerver. Horace reprochoit aux Romains de son tems, d'avoir dégénéré de leur force primitive, en suivant la mollesse & le luxe des Grecs, & d'être obligés comme eux de prendre des divertissemens proportionnés à la foiblesse de leur tempérament. Ce Poëte décrit admirablement les avantages de la frugalité, & l'on voit que s'il avoit à fronder,

comme il le dit lui-même, certains glou-
tons plus voraces que les Harpies, la tempérance régnoit encore à la table de quelques Grands; mais ce n'étoit là que le petit
nombre, & l'on fait que ce peuple formida-
ble perdit fa gloire & fa liberté dès qu'il
cessa de mener une vie innocente, fimple &
employée à des exercices mâles, fi propres
à conferver la vigueur du corps & à rendre
l'ame guerriere.

Les peuples accoutumés à vivre dans un
pays qui n'est pas excessivement froid, & à
fe nourrir de végétaux mêlés avec la chair
animale, font en général très-vigoureux &
bien aguerris, furtout lorfque les autres
conditions dont nous avons parlé concou-
courent à les rendre tels. La plûpart des
hommes ne pourroient peut-être pas fup-
porter aujourd'hui, fans être affoiblis, la
nourriture fimple des premiers Grecs. Plu-
tarque, dans la vie d'Artaxerxes Mnémon,
parle des Cadufiens comme d'une nation

robuste & guerriere, quoiqu'ils habitassent un pays inculte & ne vécussent que de fruits sauvages. Les Arcadiens, qu'on désignoit sous le nom de *Balanophages* ou de mangeurs de glands, passoient aussi pour un peuple redoutable. Nous voyons encore de nos jours les Montagnards d'Ecosse & d'Irlande qui sont forts & se battent bien dans l'occasion; ils ne se nourrissent cependant que de lait & de végétaux; l'air sain qu'ils respirent, les bains froids ausquels on les accoutume dès l'enfance, & l'exercice qu'ils prennent, empêchent sans doute que ce régime ne les affoiblisse.

Que dirons-nous des Mahométans? ils sont robustes, quoiqu'ils soient exposés à une infinité de choses qui semblent devoir les énerver; la polygamie leur est permise, tandis qu'il leur est défendu d'user de vin; ils mangent peu de viande, & vivent continuellement dans la crainte & dans une mollesse efféminée. Il est vrai que *l'opium*

& quelques autres préparations végétales leur tiennent lieu de liqueurs fortes; ils croupiſſent dans une grande ignorance, & l'on ſait que celle-ci rend l'eſprit moins élevé, plus foible, mais en revanche le corps en eſt plus robuſte. Leur climat tempéré, très-peu variable, influë beaucoup ſur la vigueur de leur tempérament, ainſi que ſur la douceur de leurs mœurs; Hippocrate avoit déjà remarqué que les Aſiatiques étoient plus affables mais moins belliqueux que les Européens, à cauſe de la température égale de l'air qu'ils reſpiroient & de la forme de leur gouvernement.

La façon dont vivent les Mahométans, n'eſt peut-être pas la plus propre à leur donner de la vigueur; on pourroit au contraire conjecturer que la politique de leur Prophete a été de rendre ce peuple moins robuſte, pour qu'il fût plus docile; mais comme il a naturellement beaucoup de force, il peut en perdre une partie, ſans ceſſer d'être vigoureux; il le feroit peut-être d'avantage, s'il menoit une vie moins voluptueufe, &c.

De la Voracité.

La voracité dans les animaux dépend de différentes caufes. Les grands animaux font peu voraces à caufe de la petiteffe de leur cœur & de la circulation moins rapide des liqueurs; les carnivores ont en général plus de voracité, parcequ'ils menent une vie plus agitée, qu'ils ont beaucoup plus de chaleur, que leurs boyaux font plus courts, & qu'ils rendent des felles plus fréquentes; ils digerent en un mot plus vîte, mais la réparation n'eft pas chez eux proportionnée à la perte. Il faut furtout confidérer l'effet de la bile, pour rendre mieux raifon de la voracité des animaux; ceux qui ont plus de bile, ou qui l'ont plus active, ceux dont l'eftomac reçoit immédiatement cette liqueur favonneufe, ou dans lequel elle refluë avec beaucoup de facilité, font

presque toujours plus voraces. Les animaux qui s'exercent beaucoup, sont maigres, quoiqu'ils mangent davantage; leur
graisse est resorbée presque à mesure qu'elle
se sépare, & l'on n'ignore pas combien elle
sert à la formation de la bile; l'épiploon est
ordinairement fort mince dans les animaux
qui sont presque toujours en mouvement;
outre cela la viande fournit des excrémens
plus fétides, dont les vapeurs mêlées avec
les sucs adipeux, peuvent augmenter l'énergie de la bile; on conçoit la voracité des
oiseaux piscivores, qui rendent des matieres fécales d'une puanteur insoutenable.
Les animaux, dans l'estomac desquels une
bile pénétrante se porte presque continuellement, sont tourmentés par une faim dévo-
rante. Nous avons vû que c'est là le cas de
l'Autruche ainsi que de la plûpart des oiseaux. Les herbivores sont en général
moins voraces, à cause de la différence de
la nourriture, du genre de vie & des orga-

nes digeftifs; la bile ne fe porte point dans leur eftomac; plufieurs d'entr'eux manquent de véficule du fiel; le conduit hépatique dilaté fait l'office de cette véficule dans l'Eléphant: il eft vrai que la bile, qui fe rend dans les inteftins des herbivores, eft amere; mais elle n'a point cette activité qui eft fi manifefte dans la plûpart des carnivores; l'énergie que contracte la bile dans la véficule du fiel, eft fi néceffaire aux animaux qui en font naturellement pourvûs, que les plus robuftes périffent quand on leur emporte cette véficule ou lorfqu'elle s'obftruë par accident.

La quantité des autres liqueurs digeftives contribuë auffi à la voracité de l'animal; le Tigre, l'Aigle & autres animaux voraces, ont des glandes éfophagiennes & gaftriques très-nombreufes.

Il convient encore de faire attention à la ftructure & à la fituation de l'eftomac; car la voracité paroît être différente, fuivant

que ce viscere est plus ou moins exposé à la
pression & à la chaleur des parties environnantes, selon qu'il est plus ou moins fort,
& que les alimens sont retenus dans sa cavité, par les divers replis de ses tuniques,
& par la petitesse du pylore. L'âge, la saison, la nature du climat, &c. contribuent
aussi à la voracité.

La voracité reconnoît également dans
l'homme plusieurs différentes causes; on
peut la considérer comme étant produite
par le vice des liqueurs digestives, par la
trop grande sensibilité de la tunique nerveuse, ou par quelque dérangement interne qui empêche le chyle de réparer nos forces, ce qui regarde l'état de maladie; elle
peut être aussi occasionnée par l'abondance
& l'activité naturelle des sucs gastriques,
ou lorsque par un cas extraordinaire la bile
se dégorge en partie dans l'estomac. On
trouva dans un Forçat, qui n'avoit jamais
ressenti en pleine mer aucun changement
dans

dans son appétit, pas même dans le fort
des grandes tempêtes, deux conduits bi-
liaires, dont l'un versoit la bile dans l'intestin, & l'autre s'inséroit au fond de l'estomac vers le pylore. Santorinus examinant
l'estomac d'un homme qui avoit été très-
vorace, s'apperçut que les conduits des
glandes nombreuses qui sont du côté du
pylore, étoient beaucoup plus sensibles
qu'ils ne le sont pour l'ordinaire.

La qualité & l'abondance de la salive,
qui descend presque continuellement dans
l'estomac, ne servent pas peu à entretenir
la faim. Les grands fumeurs, ou ceux
qui ont la mauvaise habitude de beaucoup
cracher, mangent ordinairement moins que
les autres, & digerent souvent assez mal,
surtout lorsqu'ils ne sont pas d'un tempérament pituiteux, & qu'ils n'ont point à évacuer des humeurs superfluës. Dans les pays
où l'on fume beaucoup, le plus souvent
sans choix de tempérament & à des heures

peu convenables, on est fort tourmenté des vents, parceque les digestions font presque continuellement dérangées; on rejette une grande quantité de salive, fi utile pour entretenir l'estomac dans fes fonctions, & l'on boit, pour la remplacer, de la biere qui donne naturellement des vents, comme font toutes les liqueurs qui n'ont point affez fermenté, ou qui font trop vifqueufes; ces flatuofités inquiétent encore plus les perfonnes qui menent une vie fédentaire, qui affoibliffent leur estomac par l'abus des boiffons aqueufes, chaudes, qui font dans l'habitude de manger des ragoûts ou des alimens trop variés, ou qui font durs, difficiles à digérer & naturellement venteux, comme légumes fecs, choux, raves, navets, &c. Quand on est robuste, qu'on fe donne du mouvement, on éprouve moins ces incommodités; l'habitude peut auffi les rendre plus fupportables.

Ce n'eſt point pour les hommes vigoureux, & dont l'eſtomac eſt à l'épreuve de
tout, que ſont faites les loix d'une diéte
ſévere ; ils doivent au contraire varier ſouvent leur façon de vivre pour ſe maintenir
dans cet état de force ; mais il convient de
proportionner toujours la nourriture à l'exercice ; il ne faut jamais ſortir de table ſans un
peu d'appétit, ni prendre à tâche de manger
copieuſement des alimens les plus difficiles
à digérer : on ſe trouve mal tôt ou tard de
ces excès réitérés, ſurtout quand le ventre
n'eſt pas libre, & qu'on n'a pas la prudence
de ſe priver d'un repas dans l'occaſion.
* Celſe avertit très-ſagement les perſonnes
les plus robuſtes de ménager, durant l'état
ſain, cette force de tempérament qui doit
leur être d'un ſi grand ſecours pour réſiſter
à la maladie.

* Cavendum ne in ſecundâ valetudine adverſæ
præſidia conſumantur. *Lib. I. Cap. 1.*

Plufieurs Phyfiologiftes regardent le *cardia* comme le principal fiége de la faim, parceque cette portion de l'eftomac eft plus nerveufe, par conféquent plus irritable, & qu'elle n'a point de membrane veloutée, qui par fa liqueur épaiffe la mette à l'abri des trop grandes irritations. La fenfibilité de cette partie fera donc une des caufes de la voracité, lorfqu'elle fe trouvera fréquemment excitée par l'énergie & l'abondance des fucs, qu'elle fera fecondée par la force des organes, &c.

On dit vulgairement qu'un homme vorace a le foye chaud; la chaleur de ce vifcere qui répofe en partie fur l'eftomac, peut fervir à accélérer la digeftion; mais la chaleur de l'eftomac eft principalement produite par la très-grande quantité de vaiffeaux qui fe diftribuent dans fon tiffu.

La force de l'eftomac eft ordinairement une fuite de la vigueur du tempérament; nous avons déjà remarqué que la perfection de la digeſtion dépend de l'intégrité de preſque toutes les autres fonctions; ainſi en général les hommes robuſtes ont communément l'eſtomac bien conſtitué; ils deviennent ſouvent voraces, s'ils s'exercent beaucoup, & ſi le régime n'affoiblit point l'activité naturelle des liqueurs digeſtives; il eſt vrai qu'il ſe rencontre des vices organiques particuliers; & que certaines perſonnes, vigoureuſes à certains autres égards, ont quelquefois l'eſtomac délicat, tandis que d'autres ont ce viſcere aſſez robuſte, quoiqu'elles paroiſſent d'une foible conſtitution; on ne ſauroit déterminer au juſte toutes ces variétés. *

La capacité de cet organe contribuë auſſi notablement à la voracité; les perſonnes qu'un rien raſſaſie, qui ont été trop peu nourries dans leur enfance, ceux auſquels

* Omnium eorum quæ circa ſtomachum peraguntur, rationem reddere impoſſibile eſt. *Hippocrat. de viƐ. rat. in acut.*

on fait obferver fans néceffité une diéte fé-
vere, trop longtems foutenuë, ou qui par
mortification fouffrent de longues abftinen-
ces ; les jeunes perfonnes dont on compri-
me violemment l'épigaftre pour qu'elles
ayent une taille plus élégante, celles qui
font obligées de tenir le corps plié dans
leurs occupations journalieres, qui abufent
des liqueurs fortes, &c. toutes ces perfonnes
ont ordinairement l'eftomac plus retréci ;
elles ont en général peu d'appétit, & digerent imparfaitement ; les gros mangeurs ont
l'eftomac d'une plus grande capacité.   J'ai
toujours obfervé dans l'ouverture des cadavres, que l'eftomac & les inteftins s'étoient
dilatés à proportion de la quantité des matieres qu'ils avoient été obligés de contenir ;
j'ai vû, que tantôt la cavité de l'eftomac
étoit devenuë fi prodigieufe, que les boyaux n'étoient prefque plus apparens, &
que tantôt ceux - ci diftendus d'une façon
extraordinaire, avoient comprimé le ven-

tricule, au point de le faire disparoître prés-
que entiérement; ce qui dépendoit de l'obstacle placé au commencement des intestins,
ou seulement vers le milieu, ou à l'extrémité de ce conduit.

Il y a des gens qui, sans paroître manger
plus que les autres, ont cependant plus
d'embonpoint; tels sont les bouchers, les
rotisseurs, les cuisiniers, les boulangers, les
meûniers; ce qui provient sans doute de ce
qu'ils vivent presque continuellement dans
un air rempli de particules nutritives. On
sait que Démocrite, parvenu à l'âge de cent
ans, se soutint pendant trois jours par la
seule vapeur du pain chaud. Hippocrate,
dans son livre sur les alimens, indique ces
différentes voyes, par lesquelles nous pouvons être nourris. *

* Ab externis partibus alimentum, ab externa
superficie ad intima pervenit.

Qui celeriore indigent appositione his fit per
odoratum.

De la durée de la Vie.

La qualité de la nourriture ne contribue pas seule à la longueur de la vie des animaux, puisqu'il y a des carnivores, des herbivores, des omnivores qui vivent fort longtems; il paroît plutôt que la premiere cause de la durée de la vie est une bonne conformation des parties organiques.

Les animaux, à la formation desquels la Nature paroît travailler avec plus de soin, dont le dévelopement & l'accroissement des parties se font avec le plus de lenteur, sont en général ceux qui vivent le plus long-tems. Les grands animaux possedent cet avantage; parmi les quadrupedes, l'Eléphant, le Cerf, le Chameau; parmi les oiseaux, l'Aigle, le Vautour sont très-vivaces; on dit la même chose des gros poissons, qui croissent fort lentement & dont les os ne sont presque jamais durs; il y a apparence que l'eau entretient la souplesse de leurs fibres. Tous ces grands ani-

maux ont, comme nous l'avons déjà indiqué, le cœur à proportion plus petit; la
circulation est moins rapide; la déperdition
suit la même loi; leurs petits vaisseaux ne
s'obliterent pas si vîte, & l'on n'ignore pas
que la diminution insensible des vaisseaux
occasionne, sans autre accident, la roideur,
la vieillesse & la mort naturelle.

Les oiseaux de proye vivent longtems; ils
ont les fibres fortes, & digerent facilement;
de plus l'air libre & pur que respirent ces
animaux, en planant dans le haut des airs,
ou se tenant sur la cîme des montagnes,
doit leur donner une vigueur singuliere; le
vol des oiseaux, servant à la fois à faire
mouvoir le corps & à le transporter, fait un
genre mixte d'exercice très-salutaire & plus
propre à conserver la force que n'est la vie
pénible de plusieurs quadrupedes; cela doit
s'entendre également des oiseaux aquatiques, ainsi que des poissons, qui sont
emportés en nageant & par le mouve-

ment commun du liquide, & par leur propre agitation.

Les animaux plus chauds que les autres,
& plus portés au plaifir de l'amour, vivent
ordinairement moins. Le Coq & le Moineau vivent fort peu.

Dans l'homme la premiere caufe qui
contribuë à fa longévité eft, comme dans
les animaux, la vigueur primitive de l'organifation, entretenuë par les autres caufes
particulieres, telles que la fobriété, la tempérance, la falubrité de l'air, l'exercice du
corps, & la tranquillité de l'ame.

On fe plaind à tort que l'efpece humaine
a dégénéré, & dégénere continuellement,
puifque les perfonnes vigoureufes, dont la
conduite eft conforme au vœu de la Nature, parviennent à préfent au terme qui leur
a été fixé depuis fi longtems. Vivons comme nos premiers peres, & nous verrons
bientôt reparoître cet âge d'or. Nous ne
ne trouvons point dans l'hiftoire que la vie

des animaux ait été abrégée, parcequ'ils se font toujours gouvernés de la même maniere; mais quelle différence entre la vie simple, frugale, laborieuse des premiers hommes, & celle que l'on mene presque partout aujourd'hui. Ils vivoient, disent les historiens, le plus souvent à la campagne, y respiroient un air pur, ne connoissoient ni le luxe ni la mollesse; ils étoient tempérans, oignoient leur corps d'huile, usoient de miel, de lait & des productions simples de la Nature; ils se contenterent pendant longtems d'une eau pure & legere; car on peut dire qu'en général ils commirent bien peu d'excès dans l'usage de la viande & des liqueurs fermentées. J'en appelle à la façon de vivre des premiers Grecs & des premiers Romains dont j'ai déja vanté la frugalité & la force. Nos ancêtres avoient aussi la sage précaution de ne se marier que dans la vigueur de l'âge; ils ne faisoient point allaiter leurs enfans par

des nourrices étrangeres; ils se garantif-
foient avec plus de foin que nous, des va-
riations de l'air, ou pour mieux dire, ils
s'y accoûtumoient d'avantage & en étoient
par cette raifon moins incommodés; ils n'a-
voient pas befoin d'employer tant de remedes, & faifoient beaucoup plus d'exercice.

Tâchons de raffembler les caufes qui, felon les obfervations anciennes & modernes,
contribuent le plus à la longévité.

Les premieres avantages font, d'être né
de parens robuftes, fains, ni trop jeunes
ni trop vieux; d'avoir eu le bonheur d'être
allaité par une mere vigoureufe*, & d'avoir
reçu dans l'enfance une éducation mâle, qui
ait fervi à déveloper & entretenir la force

---

* Le lait de la mere eft fans doute le meilleur,
lorfqu'elle eft faine & dans la force de l'âge; il
ne peut être remplacê par aucune autre efpéce de
nourriture; le lait même des animaux etant moins
conforme à la nature de nos humeurs, ne fauroit
lui étre fubftitué fans inconvénient.

du tempérament. L'expérience de plusieurs
nations prouve que cette éducation con-
siste à ne point emmaillotter les enfans,
mais à laisser le corps toujours libre dans
ses mouvemens, à ne pas leur tenir la tête
trop chaudement, & à les accoûtumer insensiblement à l'impression de l'eau froide,
& aux injures de l'air*; à ne pas les assu-
jettir à des occupations qui les obligent d'ê-
tre trop sédentaires, ou qui soient au-des-
sus de leur portée; à ne pas les laisser courir tout seuls, lorsqu'ils n'ont point assez de
force pour se soutenir; sans cette précaution, leurs os flexibles & tendres contra-
ctent aisément des conformations vicieuses:

* Cette façon de plonger les enfans dans l'eau
froide, est fort ancienne; Virgile assure qu'elle
étoit usitée en Italie avant la fondation de Rome.
La plûpart des enfans nés robustes, deviennent
ordinairement plus vigoureux par cette immersion
réitérée; mais il ne faut y exposer qu'avec précaution ceux qui sont naturellement délicats.

cette éducation confiſte encore à varier de tems en tems la nourriture des enfans, & à leur en donner une quantité proportion- née à l'exercice qu'ils font & à la force de leur tempérament. Cette nourriture doit être ſimple & priſe en grande partie des vé- gétaux. A Geneve & dans pluſieurs autres villes on ne permet l'uſage de la viande aux enfans, qu'après qu'ils ont eu la petite vérole naturelle ou inoculée ; on veut en- tretenir par ce régime les humeurs douces, coulantes, & par conſéquent moins pro- pres à produire des complications funeſtes dans cette maladie inflammatoire ; mais qu'on ne s'y trompe pas ; le ſuccès de l'ino- culation dépend, il eſt vrai, de la ſoupleſſe des ſolides & de la juſte température des humeurs ; c'eſt dans cet heureux état que la matiere varioleuſe ſe dévelope ordinaire- ment ſans orage ; il faut cependant une certaine vigueur pour que la dépuration ſe faſſe convenablement ; de là vient que quelques enfans robuftes ont befoin d'être un peu affoiblis, tandis qu'il eft à propos au contraire de fortifier les autres*; on doit tâcher de corriger certains vices héréditaires dans les uns, de prévenir les indifpofitions menaçantes dans les autres. En un mot, la préparation du fujet qui doit être inoculé, exige des attentions bien réfléchies & bien différentes; elle n'eft pas auffi aifée qu'on le penfe vulgairement. Un Médecin expérimenté dans cette méthode, connoît bientôt ceux qu'il peut inoculer hardiment & prefque fans aucune préparation; il voit qu'il pourra, par des fécours bien ménagés, mettre ceux-ci dans les difpofitions les plus favorables à fubir cette

---

* Hippocrate nous donne ce précepte dans fon premier livre fur la diéte en général.

Scire convenit, quânam ratione ex valentibus naturâ vis detrahatur, & quomodo imbecillis, ut cujufque occafio fe obtulerit, vim ex arte adhibere oporteat.

opération, tandis que ceux-là doivent être abandonnés entiérement aux soins de la nature, qui fera peut-être pour eux ce que l'art ne pourroit jamais faire; il redoublera sa vigilance dans les contrées où l'air n'est point tempéré, mais très-variable & mal sain, où les habitans vivent dans la débauche, où les enfans généralement peu robustes sont nourris sans ménagement, sans précaution, & élevés trop durement ou avec trop de délicatesse. L'inoculation sera toujours adoptée & soutenuë par le succès dans ces heureux climats où la Nature fait tous les frais de la préparation, ainsi que chez les peuples qui, ayant secoué le joug des préjugés, ont mis tout en œuvre, pour assurer l'efficacité de cette méthode, & joüir des précieux avantages qu'elle procure. J'ai multiplié moi-même les observations avec la plus grande exactitude; je n'ai rien négligé pour m'instruire à fond sur les moindres circonstances qui peuvent favoriser la

réussite

réuffite de cette opération, & j'ai été pleinement convaincu de fa grande utilité. Mr. Tronchin, depuis près de vingt ans qu'il l'a pratiqué, n'a pas perdu un feul fujet. Il feroit à fouhaiter que cette méthode eût toujours été exercée par des inoculateurs auffi éclairés & auffi fages que lui. Ceux qui la condamnoient auroient été forcés de garder le filence; ils auroient rougi de vouloir profcrire par des raifonnemens captieux, une découverte qui avoit pour elle l'authenticité des faits; enfin tous les hommes ouvrant les yeux à la lumiere, auroient reconnu leur intérêt commun; & les plus grands adverfaires de l'inoculation feroient devenus fes plus zelés défenfeurs.

Le tempérament particulier des enfans mérite de grandes confidérations; les enfans ont, proportion gardée, le cœur plus grand que les adultes; leur circulation eft plus rapide, leurs vaiffeaux ont plus de foupleffe, & fe dilatent plus aifément; les enfans font

M

très-irritables, mais foibles; ils sont fort
humides, & se ressentent encore de leur origine, où ils n'étoient que simple mucosité.
Ce n'est que vers l'âge de puberté, ou après
l'accroissement des solides, que leur tempérament change & se fortifie, pourvû que
la Nature opere ce changement avec vigueur; ainsi on doit avoir égard dans cet
âge tendre à la surabondance des humeurs,
aux petites indispositions qui en font les
suites ordinaires, à la foiblesse des visceres,
& principalement à celle du cerveau & des
organes digestifs; il faut ménager l'extrême sensibilité du systême nerveux, & écarter
avec soin tout ce qui pourroit lui causer un
ébranlement considérable; sans cette attention scrupuleuse, les enfans deviennent
fluxionnaires, cacochymes, surtout s'ils re-
stent trop longtems dans l'inaction, s'ils
couchent dans des apartemens humides &
froids, ou dans de petites chambres qui ne
leur laissent respirer qu'un air sans ressort,

trop raréfié & mal sain. Ils sont sujets aux aigreurs d'estomac, aux maladies vermineuses, ils ont l'haleine courte, sont exposés à avoir de gros ventres & des obstructions dans les glandes, si on leur donne une nourriture trop abondante, ou peu proportionnée à la délicatesse de leur estomac. Les enfans sont attaqué des maladies convulsives, qui les enlevent subitement, ou leur préparent une vie triste & languissante, s'ils éprouvent des agitations vives & inopinées de l'ame, si l'on ne prévient les symptomes funestes d'une dentition difficile, par le régime convenable de la nourrice, ou par une incision aux gencives, sagement ménagée; si l'on guérit brusquement des affections cutanées, si l'on fait tarir des évacuations qui devoient être d'une grande utilité; enfin si l'on donne aux enfans des remedes sans un besoin décidé, ou qui soient un peu trop violens & trop composés, &c.

M 2

Il eſt aiſé de comprendre combien l'exa‑
ctitude du régime, la continuation d'un
exercice moderé, la tranquilité de l'eſprit
influent pendant la groſſeſſe, ſur la conſti‑
tution de l'enfant, & combien cette même
attention de la part de la mere eſt eſſentielle
pendant le tems qu'elle le nourrit. Quelle
précaution ſurtout n'eſt‑il pas néceſſaire de
prendre, quand on ſe voit forcé de donner
ſon enfant à une femme étrángere, pour
trouver un lait qui, approchant autant qu'il
eſt poſſible des qualités de celui de la véri‑
table mere, ſoit le plus convenable au
nourriſſon. La choſe eſt malheureuſement
très‑difficile; car le lait eſt quelquefois trop
épais & groſſier, ſouvent trop fluide, acre
& peu abondant: il n'eſt pas même rare
qu'il ſoit altéré par quelque mauvais levain,
&c. Tout cela arrive lorſque la nourrice
eſt indigente, qu'elle mene une vie trop
dure, qu'elle abuſe des liqueurs échauffan‑
tes, ſpiritueuſes: lorſqu'elle fait un exer‑

cice trop violent, qu'elle ne modere point ses paſſions, & qu'elle donne à teter ſans ménagement, après un travail rude ou une vive colere; lorſqu'elle fait avaler du vin à l'enfant, ou qu'elle lui donne quelque nourriture peu convenable, quand ſon lait eſt inſuffiſant pour l'entretenir; le lait n'a point également les qualités requiſes, ſi la nourrice eſt trop ſédentaire, ſi elle mange des mets trop ſucculens, trop aſſaiſonnés, trop variés, ou ſi elle les digere mal; la qualité du lait ne ſera pas moins vicieuſe, la nourrice ſe trouvant ſujette à quelque maladie héréditaire, ou infectée de quelque virus particulier; ſi, éloignée de ſon mari, elle eſt tourmentée par le deſir de le revoir, ou ſi elle le voit trop ſouvent, & plus encore ſi elle continuë d'allaiter étant devenuë enceinte.

La propreté de l'enfant, ainſi que la ſalubrité de l'air qu'il reſpire, contribuë beaucoup à le rendre ſain & vigoureux. On

obfervé qu'à Londres il meurt plus d'enfans que dans les villes où l'air n'eft point
fi chargé de fumée & de mauvaifes exhalai-
fons.   On fait encore que le *Rachitis* & les
maladies des glandes font plus communes
dans les pays froids & humides: ce fera encore pis fi on laiffe croupir les enfans dans
la mal-propreté, ou fi les parens leur ont
tranfmis quelque portion de levain véroli-
que, car l'expérience femble prouver que
les maladies fcrophuleufes font, comme on
dit vulgairement, des véroles dégénérées;
l'obfervation apprend encore que les enfans
iffus d'une famille infectée de ce mal, font
ceux qui périffent le plus communément,
par les convulfions qu'occafionne une dentition difficile.

Il eft à propos de lire fur le foin qu'on
doit prendre des enfans, *l'orthopédie* d'An-
dry, *l'éducation médicinale des enfans* par
Mr. Brouzet, & quelques autres traités anciens & modernes, qui contiennent des

regles fages & utiles pour bien gouverner les enfans.

Il ne fuffit pas d'avoir confervé la vigueur de l'enfant jufqu'à l'âge de puberté, fi dans cette époque décifive on l'abandonne entiérement à lui - même. Qu'on parcoure l'excellent ouvrage de Mr. Tiffot fur l'Onanifme; on y verra le tableau effrayant des fymptômes funeftes que produifent la perverfité des mœurs, le libertinage précoce & les habitudes infames & criminelles. Des parens fages & judicieux fentiront, combien il eft effentiel de veiller de près fur la conduite des jeunes gens, dans ce tems, où l'idée féduifante & toute neuve du plaifir frappe les fens & s'empare des facultés de l'ame; ils verront combien il importe pour le bonheur de la vie, que la Nature ne foit point troublée ni affoiblie par aucun excès, & qu'elle acheve de développer les organes complettement.

M 4

Il faut enfuite, quand la raifon nous fert de guide, s'étudier à connoître la qualité de nourriture qui convient le mieux à notre conftitution, & n'en prendre que la jufte mefure qu'exigent l'habitude, le climat, la faifon, le travail; en un mot il faut tâcher que la réparation n'excede jamais confidérablement la perte, afin que le corps perfifte à peu près dans cet état d'équilibre qui entretient l'intégrité de fes fonctions.

Un air pur, tempéré, ou qui ne foit pas exceffivement froid, ni trop variable, eft très - effentiel à la durée de la vie. C'eft l'air, qui monte à fon gré, ou détend la machine, qui porte avec lui la falubrité, ou qui répand au loin les infirmités & la mort.

Un genre de vie, fagement varié par les alternatives du mouvement & du repos, n'eft pas moins néceffaire que le choix de la nourriture & de l'air; il ne faut pas un exercice trop violent & longtems foutenu; il roidit, defféche, rend la vieilleffe prématurée ; mais il eſt à propos de s'exercer tous les jours, à des heures convenables, qui ne dérangent point les fonctions de l'eſtomac : ·ſurtout il faut que l'exercice ſe faſſe, autant qu'il eſt poſſible, en plein air, tantôt à pied, tantôt à cheval ou en voiture, tantôt en ſe livrant à certaines occupations qui tiennent lieu d'exercice, ou s'amuſant à des jeux qui n'exigent point des mouvemens trop forcés. Il n'eſt pas poſſible de déterminer au juſte l'exercice qui convient à chaque individu, attendu qu'il doit être différent ſuivant les forces, l'âge, l'habitude, le climat, la ſaiſon, & à proportion de la perte que l'on fait journellement, par la tranſpiration ou par les autres voyes naturelles, &c. Ce qui fait connoître ordinairement la juſte meſure de l'exercice, c'eſt lorſque le corps conſerve ſa force & ſa legéreté, ſans rien perdre de ſon embonpoint.

L'uſage modéré des plaiſirs de l'amour, des mœurs douces, des jours paiſibles, qui ne

foient point altérés par les vives fecouffes
de l'ame, ni par les fortes contentions de
l'efprit, contribuent infiniment à prolonger
la vie, & à prévenir les incommodités, qui
fans cela nous tourmentent fouvent dans
un âge peu avancé. Ce n'eft pas qu'on doive laiffer l'efprit dans l'inaction. Il y a des
occupations utiles pour tous les âges, mais
elles doivent toujonrs être variées, & diri-
gées de façon que le corps n'en fouffre pas.
Ainfi ne cherchons point à orner & furchar-
ger l'efprit de trop bonne heure aux dépens
du tempérament; ces connoiffances forcées
abregent ordinairement les jours, elles dé-
truifent entiérement le reffort des fibres, ou
les laiffent dans un relâchement pire que la
mort. Il ne faut jamais paffer des journées
entieres dans le cabinet, ni fe livrer à des
méditations profondes, peu de tems avant
ou après les repas; il n'eft pas moins nuifible de s'efforcer à un certain âge d'acquerir
de nouvelles connoiffances, furtout lorf-

qu'elles demandent beaucoup d'attention;
le cerveau ne fe prête pas volontiers à de
pareilles recherches, '& fes fonctions en font
ordinairement dérangées. J'ai vû périr
plufieurs perfonnes par des maladies, qui
avoient porté affez fubitement à la tête,
pour avoir voulu apprendre des fciences de
calcul à l'âge de quarante ans, & s'être li-
vrées à cette étude avec trop d'acharnement; le travail d'efprit eft encore bien
rude, quand on eft obligé de vaquer fans
relâche à des occupations pour lefquelles on
n'a point de goût. Il eft au contraire bien
doux & bien avantageux à un homme de
lettres, de pouvoir embraffer les genres
d'étude qui lui conviennent le mieux, &
d'avoir la liberté de les varier à fon choix.
Malheur donc, dans cet état, à celui que
la néceffité affujettit à un travail, dont la
féchereffe & l'uniformité lui font fentir
à chaque inftant, toute l'amertume de fa
condition.

On peut dire en général que les Savans, qui négligeant les préceptes diététiques, veulent fe nourrir comme les perfonnes robuftes, dont le corps eft beaucoup exercé, parviennent rarement à une grande vieilleffe, du moins fans être fujets à plufieurs incommodités, notamment à celles qui dépendent du dérangement des digeftions & de l'affoibliffement du fyftême nerveux; une application opiniâtre diminuë infenfiblement le reffort des fibrilles médullaires du cerveau, & cet organe fi délicat fe trouve réellement fatigué par des ofcillations réitérées; on peut juger de ce qu'il a fouffert, par les douleurs de tête & l'abattement prodigieux qu'on éprouve après un travail forcé. Il fe rencontre à la vérité des efprits d'une certaine trempe, aufquels l'étude coûte moins; les perfonnes d'un tempérament fanguin, & bien conftituées, jouiffent quelquefois de cet avantage; leurs fibres ne font ni trop tenduës ni trop relâchées; leur sang circule avec liberté, quoi-qu'assez rapidement; le fond de leur cara-ctere est ordinairement gai; & ceux qui pos-sedent cette heureuse constitution, ont pres-que toujours la même facilité à exercer leur esprit qu'à mouvoir leur corps; ils sont en état de prêter leur attention, & de la tenir longtems fixée sans un effort bien considé-rable, ce qui rend leurs études moins péni-bles & moins préjudiciables à la santé; car cette violence continuelle, qu'on est obligé de se faire, pour concentrer, sans aucune distraction, toutes ses idées dans un seul objet, est précisément ce qui fatigue & qui énerve. Le nombre de ces Savans privilé-giés est bien petit, on ne comptera qu'un Fontenelle dans l'espace de quelques siécles, tandis qu'on verra plusieurs artisans & pay-sans sobres aller au-delà du terme que ce génie sublime avoit atteint. Il est vrai que quelques philosophes de l'antiquité sont parvenus à une extrême vieillesse eu sui-

vant une vie très - simple & innocente *;
mais il ne faut pas oublier que la Médecine
a été inventée par les sectateurs de la philo-
sophie, comme les premiers qui ont eû besoin d'y avoir recours.

La différence du Sexe demande des attentions particulieres, sur le régime & l'exercice; les femmes sont en général d'un tempérament plus sensible, plus irritable, plus
foible; elles ont les passions plus vives, digerent pour l'ordinaire moins bien que les
hommes, & sont plus affectées par les varia-
tions de l'air; ainsi, pour que les femmes
puissent se promettre d'atteindre un âge avancé, il est nécessaire qu'elles s'accoûtument de
bonne - heure à devenir robustes, à exercer
le corps, à le maintenir en vigueur par une

* Les historiens rapportent que la plûpart de
ces Sages du paganisme mouroient paisiblement,
rassasiés de jours; & que quelques-uns même en-
nuyés d'une si longue vie, prenoient enfin la réso-
lution de la terminer.

façon de vivre réguliere, & à maîtriser les passions de l'ame. Qu'on ne cherche point à leur affoiblir le tempérament, qui naturellement n'est que trop délicat, par une éducation molle : que pour conserver leur teint, on ne les empêche point de se promener en plein air, & de se faire insensiblement à ses changemens : que dans la vuë de former la taille des jeunes personnes, on ne nuise pas pour le reste de la vie aux fonctions de la poitrine & de l'estomac. La nourriture du Sexe doit être de facile digestion, pas trop variée, ni trop abondante ; l'exercice doit être journalier, mais toujours modéré ; celui qu'on prend en voiture ou dans les apartemens, est infiniment moins utile, que celui qu'on se donne en marchant à pied & à l'air libre. Beaucoup de femmes se plaignent à la fleur de l'âge, que la moindre promenade les fatigue, & que pour peu qu'elles sortent, elles se trouvent indisposées ; ce qui leur vient communement de n'avoir point contracté l'habitude de s'exercer tous les jours, & de ce qu'elles passent subitement du plus grand repos à des mouvemens extraordinaires; ces passages rapides occasionnent fréquemment des dérangemens fâcheux; les danses forcées sont presque toujours nuisibles aux personnes qui accoûtumées à une vie sédentaire se livrent sans ménagement dans l'occasion à la fureur qu'elles ont pour cet exercice. Les femmes qui habitent des chambres trop chaudes, affoiblissent par là leur tempérament, & ne peuvent supporter la moindre impression de l'air extérieur.

Les personnes du Sexe qui ont été élevées, comme on l'est communément, doivent se garantir avec soin de tout ce qui peut arrêter ou diminuer la transpiration; elles seront fort en garde sur elles-mêmes à l'approche, & pendant l'écoulement des regles; la moindre faute dans le régime ou dans les précautions nécessaires contre les

mau-

mauvais effets de l'air humide & froid, leur
cause souvent des accidens très - fâcheux,
parcequ'elles sont alors plus délicates &
plus sensibles. Il est essentiel que, dans la
jeunesse & la vigueur de l'âge, on ne les
affoiblisse point par des saignées réitérées,
lorsqu'il n'y a ni pléthore ni tension; il
faut réserver ce secours chirurgical, qu'on
ne doit jamais regarder comme indifférent,
pour les circonstances où la Nature en
montre la nécessité. Un Médecin prudent
& judicieux a grand soin d'examiner la
marche de la Nature, lorsqu'il est appellé
auprès du Sexe; il fait de grandes fautes
dans le tems où les régles doivent percer,
comme vers l'époque où elles cessent d'elles-mêmes, s'il s'écarte de cette route toujours sûre. La plûpart des femmes périf-
sent à ce dernier âge critique, si par la
diéte, par les saignées réitérées à propos,
par l'exercice & quelques legers remedes
sagement administrés, on ne prévient les

accidens d'une évacuation qui a difparu trop brufquement, ou qui conferve des périodes irréguliers & fouvent funeftes. On voit des perfonnes privées pour toute leur vie du cours périodique des regles, & expofées à tous les accidens qui en font les fuites ordinaires, parcequ'on a eû l'imprudence d'employer des remedes violens, lorfqu'il falloit feulement attendre que le tempérament fe dévelopât, ou lorfqu'il convenoit d'en corriger la foibleffe par une façon de vivre bien dirigée. Les femmes font encore fouvent les victimes de l'ignorance, du caprice, des préjugés ou de l'aveugle routine, fi dans les accidens d'un accouchement laborieux & dans les maladies compliquées qui accompagnent ces couches difficiles, elles craignent de fe confier à un Médecin fage & à un accoucheur expérimenté; fi elles ont trop peu d'attention furle régime modéré qu'exige néceffairement leur état; & fi, pour prévenir ou remédier aux ravages que caufent fouvent les dépôts laiteux, elles ne nourriffent point leur enfant, ou ceffent de le faire lorfque le lait avoit déjà rempli le fein ; fi elles s'expofent trop tôt ou imprudemment à l'air froid ; & fi, quand le dépôt eft déja formé, elles négligent d'employer les fecours preferits par les célébres accoucheurs modernes, & dont l'expérience journaliere confirme l'efficacité.

La façon de gouverner les femmes nouvellement accouchées demande beaucoup de prudence & de circonfpection. Pour éviter les mauvaifes fuites de couches, il eft effentiel que les femmes ne faffent point, pendant la groffeffe, des écarts réitérés dans le régime, & ne foient pas trop fédentaires. Leur nourriture, après l'accouchement fera douce, donnée à petite dofe, & plus fouvent ; elle ne doit ni trop échauffer ni trop raffraîchir ; il faut réparer infenfiblement les forces, ménager la foibleffe des organes digestifs, & prévenir par une compreſſion modérée dans le bas ventre, le changement ſubit qui ſe fait dans la circulation après la ſortie de l'enfant. Les médicamens, ſuppoſé qu'on ſoit obligé d'y récourir, doivent être fort ſimples; en un mot, on doit éviter avec grand ſoin de ne produire ni ſpaſme ni relâchement; & lorſqu'un médecin ſera forcé de combattre l'un ſou l'autre de ces accidens, il redoublera ſon attention pour en connoître la véritable cauſe; car il eſt important pour la curation, de ſavoir ſi le déſordre eſt occaſionné par une dépravation réelle des humeurs, ou s'il n'eſt que la ſuite d'une diéte peu réguliere, d'une violente émotion de l'ame, ou de quelque remede imprudemment adminiſtré.

Il eſt à ſouhaiter que les femmes reconnoiſſent, pour leur propre intérêt, l'abus de toutes ces boiſſons aqueuſes, tiédes, relâchantes, priſes hors des repas; elles ſont

communément la fource de la plûpart des
maladies nerveufes, des indigeftions, & des
pertes incommodes qu'elles éprouvent: elles
ne devoient prendre, lorfqu'elles font à table, que la quantité de liquide néceffaire
pour détremper convenablement leur nourriture, & entretenir la fluidité des humeurs;
une boiffon trop abondante relâche peu à
peu l'eftomac, & difpofe à la bouffiffure les
femmes pituiteufes, & celles qui vivent dans
l'inaction. Il faudroit ufer du caffé comme
d'un leger cordial, & d'un tonique agréable,
propre à donner du reffort à l'eftomac lan-
guiffant, à égayer l'imagination, à faciliter le mouvement des liqueurs, &c; mais
ceffant de produire ces effets falutaires, lorfqu'il eft pris journellement & en grande
quantité, fans égard au tempérament ni au
climat; il porte alors fur les nerfs, anime
trop le fang, précipite les digeftions, &
deffèche infenfiblement. Ces différentes incommodités attaquent furtout les perfonnes

vives, maigres & bilieuses, qui habitent des pays chauds.

Les femmes doivent chercher à varier agréablement leurs occupations journalieres. Le jeu peut leur servir d'amusement honnête, sans les rendre trop sédentaires, ni déranger les heures convenables de la nourriture & du repos. Elles auront soin de ne pas trop se livrer à la vivacité de leur imagination, qui ne sert le plus souvent qu'à les tourmenter & à pervertir l'ordre de toutes leurs fonctions; la lecture des livres qui peignent d'une façon touchante les malheurs ou les plaisirs de l'amour, est dangereuse pour celles que l'âge, le tempérament, l'oisiveté, la mollesse rendent trop sensibles à ces images; des occupations plus utiles & plus sérieuses doivent servir de correctif à celles pui ne font que de pur agrément & qui tendent trop à amollir le cœur. On ne sauroit croire combien ces écarts fréquens de l'imagination affectent le tempéra-

ment, & produisent même souvent des indispositions habituelles fort opiniâtres. Oüi,
le régime de l'esprit n'est pas moins essentiel aux femmes que celui du corps; elles
doivent ne perdre jamais de vuë la sensibilité extrême & l'irritabilité de leur constitution; on ne sauroit assez les exhorter à fuir
ces scenes attendrissantes, lugubres ou ter-
ribles qui bouleversent toutes les facultés
de notre être; la délicatesse de leurs fibres
ne supporte point impunément de pareils
ébranlemens; ces impressions violentes &
inopinées sont principalement nuisibles aux
jeunes personnes, & leur occasionnent fréquemment des maladies de cerveau incu-
rables.

Il nous reste encore à donner quelques
préceptes généraux pour les vieillards.

L'Allemagne a été regardée autrefois
comme le pays le plus propre à fournir des
hommes robustes, forts, grands, faits pour
vivre longtems; & si ses habitans ne jouis-

fent point aujourd'hui des mêmes avantages, c'eft que leur genre de vie a perdu fa
premiere fimplicité. L'Ecoffe & l'Irlande
comptent un affez grand nombre de vieillards ; on en voit également dans les régions méridionales & tempérées de l'Europe.
Les peuples des climats brûlans ou voifins
des glaces de l'Ourfe, parviennent rarement à un âge fort avancé ; des rélations
fideles affurent cependant qu'on ne trouve
pas peu de vieillards parmi les habitans du
Brefil, de l'Ethiopie, & qu'il y en a même
quelques - uns chez les Lapons. Il s'en rencontre encore dans plufieurs contrées de
l'Afie : en un mot on trouve des vieillards
dans tous les pays ; quelle que foit la température de l'air, la nourriture & le gouvernement des peuples : ce qui prouve que
la bonne organifation eft la premiere caufe
de la longévité, puifqu'avec elle on peut
réfifter jufqu'à un certain point à l'effet de
plufieurs caufes nuifibles ; mais le plus

grand nombre des vieillards fe trouvera toujours dans les pays qui ne font pas exceſſivement froids, furtout quand la frugalité, la tempérance, la pureté de l'air, le calme des paſſions & un exercice journalier contribueront à foutenir la vigueur naturelle des organes.

Les vieillards font fujets en général à tous les maux que peuvent occafionner la féchereſſe & la rigidité des folides, la lenteur, la crudité, & la ſtagnation des fluides : dans un âge avancé la chylification eſt fouvent imparfaite, la nutrition ne fe fait plus également bien ; les fécrétions & les excrétions ne conſervent point leur entiere liberté ; la tranſpiration eſt irréguliere & fouvent interceptée, &c. Tout cela difpofe les vieillards aux affections rhumatifmales & goutteufes* ; aux maladies féreufes, ca-

* J'ai tâché de prouver dans une diſſertation Latine fur la Goutte donnée en 1766 au Collége fupérieur de Médecine de Berlin, que cette cruell

tharrales, à l'afthme, à l'hydropifie, à la paralyfie; on fait encore que les maladies des voyes urinaires, les engorgemens du cerveau, ceux de la veine-porte, tels que les affections hémorrhoïdales, la maladie noire, la mélancholie, affiégent communément la vieilleffe, à moins que la vigueur du tempérament, jointe au contentement de l'efprit, à un bon régime, à la falubrité de l'air, &c. n'écarte une partie de ces infirmités.

On obferve que les perfonnes qui étant encore dans la force de l'âge fe tranfplantent d'un pays chaud dans un pays plus froid, y vivent ordinairement plus longtems que les autres.

maladie eft, felon les expériences de Mr. Hériffant, une vraie affection des os; j'ai cité plufieurs obfervations anciennes & modernes qui confirment cette découverte. Je me propofe de mettre cette differtation en François & de la donner au public avec quelques autres morceaux intéreffans.

Les alimens les plus convenables à la plûpart des vieillards font ceux qui fe digerent avec facilité, & qui nourriffent fuffifamment, fans être trop vifqueux; les plantes legérement favonneufes font encore fouvent utiles. Il ne faut pas que la nourriture que prennent les perfonnes d'un certain âge les relâche ou les échauffe trop; il convient de prévenir, autant qu'il eft poffible, la débilité, ainfi que le defféchement des folides, & de s'oppofer à l'épaiffiffement des liqueurs. Nous avons dit que cette façon de vivre eft falutaire au plus grand nombre des vieillards; mais il y en a quelques-uns qui ne fauroient être foumis aux mêmes préceptes fans inconvénient: en effet il y a certains vieillards qui ont plus de féchereffe & de tenfion dans les fibres, plus d'acreté dans les humeurs, qui éprouvent des conftipations opiniâtres & un fentiment de chaleur fort incommode; tandis qu'on en voit d'autres dont les chairs font fpongieufes, en qui la circulation fe fait moins rapidement, & qui font fujets aux diverfes indifpofitions que caufent les féofités fuperfluës; les premiers fe trouvent très-bien des alimens un peu relâchans & tempérans, fagement variés; les autres exigent un régime plus fec, & ils doivent ufer d'alimens legérement échauffans, ftimulans, &c. Les différens degrez de tenfion ou de relâchement, qui fe trouvent entre ces deux tempéramens, demandent qu'on infifte plus ou moins fur tel ou tel régime, fuivant l'indication.

Les vieillards qui ont perdu leurs dents, doivent être nourris à peu près comme dans l'enfance, faifant toujours attention qu'ils n'ont pas befoin de tant de nourriture: il n'eft pas queftion de favorifer leur accroiffement; il fuffit d'empêcher, autant qu'il eft poffible, qu'ils ne décroiffent; les perfonnes qui font dans une extrême vieilleffe, demandent une nourriture legére, fouvent réitérée & à petites doses; c'est une lampe prête à s'éteindre, qu'il faut entretenir tout doucement & avec beaucoup de précaution. Il ne convient dans aucun cas, de donner une nourriture trop forte, ou trop abondante aux personnes affoiblies par quelque cause que ce soit; on opprime leurs forces bien loin de les réparer; l'inobservation de ce sage précepte de Celse* occasionne tous les jours une infinité d'accidens.

Un vin bien mûr, vieux & leger, qui n'est ni acide ni trop spiritueux, convient assez aux vieillards, en qualité de nourrissant & de fortifiant, pourvû qu'il soit pris avec modération: il augmente leurs indispositions habituelles, & devient ordinairement funeste, s'ils ont l'imprudence d'en abuser; tout spiritueux condense plus ou moins les humeurs, qui ne sont naturellement que trop épaisses dans les vieillards.

* Imbecillis hominibus rebus infirmissimis opus est. *Lib. II. Cap. XVIII.*

Les bains tièdes si vantés par les anciens paroissent plus propres à prévenir la rigidité des fibres, qu'à la détruire lorsqu'elle est déjà formée ; ils disposent même dans ce dernier cas à l'hydropisie ; ainsi on doit s'accoûtumer à ces bains avant les approches de la vieillesse, pour faire ensorte de prévenir ou de retarder la sécheresse & le racornissement qui l'accompagnent. Les fomentations émollientes peuvent servir à corriger cette sécheresse, lorsqu'elles sont faites avec précaution.

Les grands mouvemens sont nuisibles dans un âge avancé, mais on se trouve très-bien de faire journellement de petites promenades dans des lieux agréables, à des heures commodes, se garantissant avec soin des injures de l'air, surtout lorsqu'il est froid & humide. Les personnes qui ne peuvent marcher, doivent employer les frictions seches & douces comme un secours très-efficace.

Une conftante égalité de l'ame eft un baume bien falutaire pour les vieillards; c'eft à la frugalité & au calme des paffions qu'on attribue la longévité de plufieurs anachoretes. On ne fupporte guére dans un certain âge, ni les chagrins dévorans, ni les émotions vives & inattenduës; la circulation eft fouvent interceptée tout à coup par le trouble qu'elles caufent dans les fonctions. Rien de plus utile au contraire pour entretenir la fanté & la bonne humeur, que ces converfations amufantes & familieres, où l'on fe retrace le paffé avec complaifance, fans gémir fur le préfent ni fe faire une idée effrayante de l'avenir; on peut dire que de pareils entretiens font les charmes délicieux de la vieilleffe.

Les plaifirs de l'amour ne font point ordinairement l'appanage des vieillards; ce n'eft jamais fans un danger extrême, qu'on force à cet âge les organes de s'y prêter. Il eft vrai que certains vieillards privilégiés

peuvent s'y livrer avec modération, fans
éprouver aucun accident; mais le nombre
en eft exceffivement rare. La compagnie
des perfonnes jeunes, belles & faines, a
fervi plus d'une fois à retarder les progrès
de l'âge, tant par la gayeté que fait naître
leur converfation, que par le fentiment
agréable qu'excite leur vuë; les vieillards
qui dorment avec ces aimables compagnes,
éprouvent une chaleur douce, bienfaifante,
qui les ranime; peut-être même que ces
jeunes perfonnes laiffent échaper par la
tranfpiration des vapeurs fubtiles, propres
à diminuer la roideur des fibres, & à rétablir une partie de leur reffort. Ce reméde
a été fi falutaire à certains vieillards infir-
mes, qu'on a jugé à propos de le faire
bientôt ceffer.

Les vieillards n'ont pas befoin de beaucoup de médicamens; les plus fimples font
prefque toujours fur eux une impreffion
qu'il faut tâcher d'éviter; l'exactitude du
régime

régime les empêchera d'être obligés d'y recourir souvent, & lorsqu'ils sentiront des
indispositions legéres, la différente qualité
des alimens & de la boisson pourra leur
fournir d'excellens remedes; mais ils ne
doivent pas changer tout à coup & sans raison leur ancienne façon de vivre, ni faire
des remedes de précaution, lorsqu'ils n'ont
à combattre aucune maladie habituelle ou
menaçante. La vie sobre est sans doute elle-
même d'une très-grande efficacité dans les
maux les plus graves, puisqu'on a vû des
forçats guéris radicalement d'une vérole
confirmée, par le seul régime sévere qu'ils
étoient obligés de garder. N'avons-nous
pas observé que le changement de nourriture peut servir également à détruire le
Scorbut? c'est dans le juste choix des alimens que nous devons chercher les meilleurs remedes; les anciens y faisoient bien
plus d'attention que nous; Musa, célébre
médecin d'Auguste, n'employa pour guérir

O

ce Prince que le régime végétal. Notre négligence à cet égard a produit vraisemblablement une partie de nos infirmités; tâchons d'en diminuer le nombre par des observations réitérées sur les qualités médicamenteuses des mixtes dont une partie peut s'identifier avec nos solides; si l'on trouve quelques secours dans les plantes vénéneuses, si contraires de leur nature à notre organisation, que ne doit-on pas attendre de l'usage de celles qui ne sont faites que pour la conserver, ou qui peuvent contribuer à la rétablir sans causer aucun trouble dangereux dans l'exercice des fonctions.

On peut lire sur la conservation de la santé les Livres diététiques d'Hippocrate, de Galien, de Celse, certains préceptes de l'Ecole de Salerne, les ouvrages du Chancelier Bacon, de Bruyerinus, de Lommius, la Gymnastique de Mercurial; on peut parcourir les œuvres de Sennert, de Ramazzini, de Frédéric Hoffmann, de Boerhaave & de ses illustres Commentateurs Mrs. van Swieten & de Haller, celles de Gorter, de Cheyne, la nouvelle édition du Traité des alimens par Léméry, les traités d'Arbuthnot sur la même matiere & sur l'effet de l'air, l'Essai de Mr. Lorry, l'ouvrage du Docteur Fischer sur la vieillesse & ses maladies, les institutions de Mr. Ludwig sur la théorie & la pratique de la Médecine, l'Histoire de la Santé par Mr. Mackensie, l'avis au peuple de Mr. Tissot, &c. &c. On trouvera dans ces Livres utiles, d'excellens préceptes généraux & particuliers, pour procurer & entretenir la vigueur du corps. Le grand Stahl a aussi donné des avis fort salutaires sur le changement qui se fait dans l'économie animale, suivant les différens périodes de la vie; ses réflexions sur la tendance du sang vers la tête dans les jeunes gens, du côté de la poitrine dans l'âge viril, & vers le bas ventre dans la vieillesse méritent de grandes confidérations dans les diverfes parties de notre art. J'ajouterai enfin, pour rendre un jufte hommage à la vérité, que parmi les Auteurs de notre Siécle, qui ont traité de la gymnatique & du régime, l'illuftre Frédéric Hoffmann, le célébre Boerhaave & fes dignes éléves doivent être regardés comme les principaux reftaurateurs de cette ancienne méthode, ou du moins comme ceux qui fe font le plus fpécialement attachés à en faire fentir toute l'utilité; ils ont prouvé dans leurs doctes écrits, que la plûpart des maux fi communs aujourd'hui, & inconnus à nos peres, ne provenoient que de l'oifiveté & de l'intempérance; & tâchant de ramener les hommes à un genre de vie plus conforme à leur propre nature, ils ont démontré l'importance des préceptes diététiques par des fuccès brillans & multipliés. Il eft à fouhaiter que tous les praticiens, ainfi que les gens du monde, reconnoiffent avec eux les grands avantages de l'exercice & de la sobriété, afin que ces moyens efficaces puissent servir dans tous les tems de regle sûre & invariable pour la conservation de la santé. Mais ce n'est point quand la fibre est durcie ou sans ressort, quand les liqueurs ont perdu une partie de leur mouvement, ou contracté des vices irrémédiables, qu'il convient de consulter les gens de l'art & de commencer à se soumettre au régime. Non, ce n'est point alors qu'il faut espérer d'être rajeuni par quelque antidote particulier; & l'idée de Boerhaave sur le renouvellement entier des humeurs par l'effet du mercure, n'est encore qu'une simple spéculation. Si l'on veut parvenir à une vieillesse longue & vigoureuse, il faut y songer de bonne heure; on n'a qu'à considérer les différens périodes de la vie; ils se prêtent tous une force réciproque; des parens robustes donnent ordinairement le jour à des enfans bien

conftitués ; un bon lait, une éducation fagement dirigée développent, foutiennent,
augmentent cette vigueur primitive ; une
jeuneffe fobre, tempérante, qui s'exerce
convenablement, fert à fortifier & à fixer,
pour ainfi dire, le tempérament ; l'âge viril
conferve longtems les avantages de cette
heureufe conftitution, s'il obferve les mêmes loix ; enfin la vieilleffe fe trouve ainfi
reculée infenfiblement, par les actes foute-
nus d'une vie toujours bien reglée, & lorfqu'elle paroît, ce n'eft point fous un afpect
hideux qu'elle fe préfente ; ces fages vieillards recueillent alors les fruits de leur conduite innocente ; ils paffent le refte de leurs
jours dans le calme & la tranquillité, qui
font les vrais plaifirs de cet âge ; la lime du
tems ne détruit leurs organes que peu à
peu, & fans qu'ils s'en apperçoivent ; le
dernier moment de leur exiftence fe termine fans plainte, fans douleur ; leur mort
eft véritablement un repos, & non point

un combat de la Nature contre les maux qui l'oppriment. C'eſt ainſi que Cornaro termina ſa longue & paiſible carriere. J'ai vû mourir de même un reſpectable vieillard, qui n'avoit d'autre infirmité que la foibleſſe de ſon âge. Sa mort fut ſi douce, elle altéra ſi peu ſes traits, qu'on ne la prit d'abord que pour un ſimple aſſoupiſſement. On trouve dans les auteurs quelques exemples de ces morts naturelles.

S'il y a des hommes tempérans & ſobres qui conſervent longtems leur premiere vigueur, il y a encore plus de jeunes gens qui la perdent bientôt, en ſe livrant ſans retenuë à toute la fougue des paſſions. Voici un exemple frappant de ces vieilleſſes précoces. Un jeune homme naturellement robuſte, âgé d'environ vingt-trois ans, avoit tenu juſqu'alors une conduite aſſez réguliere; mais la perte de ſes parens l'ayant rendu maître de ſes volontés, & d'un bien fort conſidérable, il ſ'abandonna ſans mesure à toutes sortes d'excès; au bout d'une année il tomba dans une maladie d'épuisement qui fit longtems désespérer de ses jours: cependant il en réchapa; mais le corps ne reprit plus son embonpoint; le visage perdit pour toujours sa premiere fraîcheur, & ses traits resterent changés, comme s'il eût été déjà sexagénaire; sa tête devint toute tremblante, ses yeux ne conserverent plus la même vivacité; en un mot, dans l'espace d'un an il vécut pour plus de trente: malgré cela, il ne renonça point à son premier train de vie; dès qu'il eût repris quelques forces, il les employa à ruiner entiérement sa constitution. J'ai vû quelque tems après ce jeune vieillard, continuant de s'abandonner autant qu'il le pouvoit à son penchant insurmontable pour le plaisir, & servant de leçon vivante & bien instructive à ses contemporains par le changement extraordinaire qui s'étoit fait dans son organisation.

Il est donc ridicule de penser à guérir le mal, lorsqu'il n'est plus tems. Il ne l'est pas moins de prescrire des regles générales pour prolonger la vie, & de prétendre déterminer un régime qui convienne à tout le monde; chacun doit suivre ou rejetter à cet égard ce qu'il a vû constamment lui être salutaire ou nuisible, sans mépriser dans l'occasion les sages conseils d'un médecin digne de sa confiance. Si l'on demande à différens vieillards, ce qu'ils ont fait pour vivre longtems: les uns vous diront que c'est en mâchant souvent de la rhubarbe, de la racine d'angelique, en bûvant la décoction ou l'infusion de telle ou telle plante, en se purgeant à certains périodes reglés; les autres assûreront qu'ils n'ont conservé leur force que par l'exercice & le travail, sans s'astreindre à aucun régime, ni user d'aucun médicament; quelques-uns se vanteront de s'être livrés impunément à toutes sortes d'excès;

d'autres vous diront au contraire, qu'ils ne
font redevables de la prolongation de leurs
jours qu'à la modération & la frugalité;
chaque vieillard a fa méthode, fon remede
favori, fon préfervatif particulier; mais il
arrive rarement que la façon de vivre, ou
le médicament de l'un, convienne parfaitement à l'autre, parcequ'il eft prefqu'impoffible de trouver deux perfonnes qui foient
exactement dans le même cas. On fera toujours moins de fautes dans l'ufage des fecours qu'on employe journellement, fi l'on
confidere avec foin l'enfemble des circonftances & les difpofitions particulieres qui
favorifent ou empêchent le fuccès de ces fecours. Ces différentes réflexions démon-
trent auffi le danger qu'il y a d'ufer, fans
connoiffance ni ménagement, de tous ces
Elixirs, Baumes de vie, Gouttes, Quintef-
fences, ainfi que des Panacées, Pilules, Pou-
dres, ou autres prétendus fecrets admirables, qu'on débite indifféremment dans

tous les pays, pour faire joüir d'une santé vigoureuse jusqu'à l'âge le plus avancé. Quelle folie, (s'écrie l'illustre Mr. van Swieten) de vouloir écarter par quelques gouttes d'Elixir, les rides & le pesant fardeau de la vieillesse, & de flatter les hommes presque de l'immortalité, lorsque l'effet de chaque mouvement de leur vie les conduit nécessairement au tombeau *. Les inventeurs de tous ces remedes tant prônés n'ont point confirmé par leur propre exemple, la vérité des belles promesses qu'ils faisoient au genre humain; & ceux qui se

* Ridendi sunt jactatores illi qui rugas & gravem senectutem se avertere posse clamant paucis Elixirii guttis quotidie sumtis, dum inevitabili vitæ sanæ affectu, callosis factis omnibus vasis, ad fatalem ducimur terminum. *Van Swiet. Comment.* Tom. I. §. 39. No. 1.

Hinc inanis chemicorum jactantia patet qui magno hiatu fere immortalitatem promittebant; saltem pro lubitu se vitam posse producere clamabant inepti. *Ibid.* §. 55.

vantoient de pouvoir étendre à leur gré les bornes ordinaires de la vie, n'ont point atteint cette longue carriere que procure souvent la seule frugalité. Ce n'eſt pas que la plûpart de ces remedes ne puiſſent être fort utiles dans les circonſtances; ils fourniſſent des purgatifs, des toniques & des cordiaux puiſſans, dont on peut tirer un grand parti dans la pratique médicinale, lorſqu'il eſt queſtion d'évacuer des humeurs ſurabondantes, d'accélérer le mouvement trop ralenti des liquides, ou de ranimer les oſcillations des vaiſſeaux; mais ils cauſent une infinité de morts prématurées, ſi on les adminiſtre ſans choix, & lorſqu'un tempérament ſec, très - irritable, ou pléthorique, exige des ſecours tout oppoſés. Les malheurs que produit cette imprudenee, arrivent continuellement ſous nos yeux, & cependant il y a toujours des charlatans, parcequ'il ſe rencontre toujours des dupes, qui s'imaginent de pouvoir acheter au déclin de l'âge le privilege de réparer tous les défordres de la jeunesse, ou qui se croyent en droit de commettre impunément les mêmes excès, pourvû qu'ils usent chaque jour de leurs prétendus spécifiques; ces hommes crédules & peu instruits ne songent point que c'est précisement en évitant les écarts dans le régime, qu'une personne bien organisée peut se promettre de joüir longtems de la satisfaction d'exister. Il est bien déplorable pour l'humanité, de voir que la plûpart des gens aiment mieux devenir les victimes de l'ignorance, & se fier aux ridicules promesses d'un vil mercenaire qui les tuë, que d'écouter la voix salutaire de la Nature, qui les avertit si bien de ce qu'ils doivent faire pour conserver leur santé. Cicéron ne cesse de nous exhorter à suivre les conseils de cette sage directrice*; mais

* Primus ad omnem vitam tuendam appetitus a Naturâ datur. *Cic. Libr. V. de finib.*

Sua unicuique Natura est ad vivendum dux. *Ibid.*

l'Antiquité nous apprend aussi que le peuple se plaît à être trompé, & malheureusement le vulgaire est aujourd'hui ce qu'il a toujours été; esclave de la fausse opinion & du préjugé, il court sans cesse après des nouveautés frivoles; il est le jouet des rêveries de la plûpart des enthousiastes, ou il tombe imprudemment dans les piéges que lui tendent les imposteurs; il méconnoît ses véritables intérêts; & c'est par une suite de ses vaines prétentions, qu'il abrege souvent le terme de la vie, en voulant forcer la Nature à le prolonger.

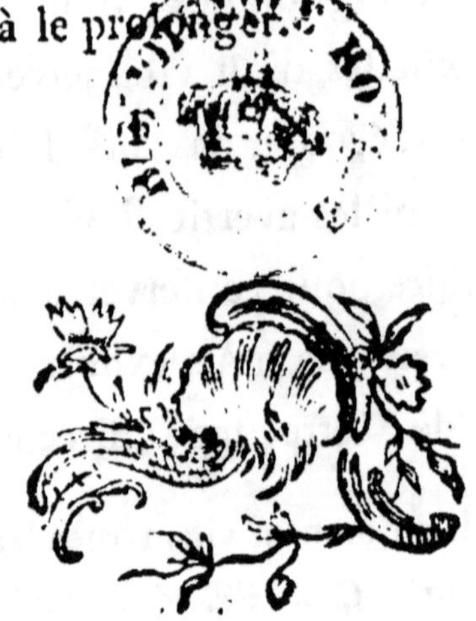

E R R A T A.

P. 14. ligne derniere bêtes, *lifez* bétes

p. 20. l. 9. vrai-femblable *lifez* vraifemblable

R. 22. l. 11. auffi *lifez* fi

p. 32. l. 19. carnaffiers *lifez* carnaciers

p. 34. l. 5. confiderables *lifez* confiderables

p. 39. l. 20. pans *lifez* dans

p. 60. l. 9. conftatés *lifez* conftatées

p. 61. l. 4. foye; *lifez* foye,

p. 62. l. 5. méfure *lifez* mefure

p. 78. l. 12. artéres; *lifez* artéres,

p. 79. l. 16. lss *lifez* les

p. 87. l. 16. bêtes-raves *lifez* bétesraves

p. 100. l. 9. cour's *lifez* courts

p. 103. l. 9. d'eft *lifez* d'en

p. 116. l. 14. mérite *lifez* mérité

p. 126. l. 3. granivores *lifez* granivores

p. 127. l. dern. diffolvan *lifez* diffolvant

p. 142. l. 7. bougeons *lifez* bourgeons

p. 143. l. 5. uo *lifez* ou.   *Ibid.* l. 6. n'aura
lifez n'a

p. 144. l. 8. des uns *lifez* de l'une

p. 146. l. 17. diftenfions *lifez* diftentions

ERRATA.

P. 179. l. 8. attaqué des *lifez* attaqués de

p. 188. l. 4. robuftes, dont *lifez* robuftes dont

p. 189. l. dern. eu *lifez* en

p. 197. l. 4. devoient *lifez* devroient

p. 201. l. 11. crndité *lifez* crudité.   *Ibid.* l. dern. cruell *lifez* cruelle.

www.ingramcontent.com/pod-product-compliance
Lightning Source LLC
LaVergne TN
LVHW012007170726
843503LV00001B/265